COMO O DOCUMENTÁRIO
GARFOS EM VEZ DE FACAS
ESTÁ MUDANDO VIDAS

"Trabalho na área da nutrição há mais de dez anos e nunca vi um filme tão provocante, completo e inspirador! ***Todos*** os clientes para quem o recomendei que seguiram os princípios delineados no filme experimentaram mudanças drásticas na saúde. Eu até converti meu marido texano amante da carne num vegano fã de comida integral, e ele nunca pareceu ou se sentiu melhor! — CYNTHIA PASQUELLA, *Beverly Hills*

"*Garfos em vez de facas* mudou nossas vidas. Agora adotamos uma dieta exclusivamente vegetal e nos sentimos melhor do que jamais imaginamos ser possível... Ele equivale ao *Uma Verdade Inconveniente*, só que no campo da saúde e da nutrição, e vai ter um efeito profundo nas próximas gerações." — KRISTINA LISOWSKI, *Boulder*

"Minha pressão sanguínea estava fora de controle [e] eu sabia que tinha de fazer uma mudança ou morrer jovem... Três meses mais tarde, perdi nove quilos e minha pressão sanguínea está em níveis normais, [e] eu devo isso a uma dieta 100% vegetal, a exercícios e aos esforços de todos os envolvidos em [*Garfos em vez de facas*]. Obrigado!" — ROB GOLDEN

"[*Garfos em vez de facas*] educa as pessoas quanto à sua capacidade de assumir o controle total de seu bem-estar. Não espere até ter uma doença para fazer mudanças. Aja agora. É tão simples! Nossos corpos são criados para funcionar perfeitamente se alimentandos apenas de plantas." — JULIE STERNER, *Glenview, Illinois*

"*Garfos em vez de facas* é literalmente um salvador de vidas. Sem pôr medo nas pessoas, ele fornece razões diretas e baseadas na ciência para se adotar uma dieta exclusivamente vegetal. A mensagem que transmite é simples: produtos animais o estão matando, e você não precisa deles para sobreviver." — LISA FRICKE, *Huntington Beach, Califórnia*

lua de papel

"Antes de assistir a *Garfos em vez de facas*, eu já havia lido tudo quanto é material sobre como uma dieta exclusivamente vegetal e integral pode fazer coisas incríveis pela sua saúde, e ***mesmo assim*** eu aprendi bastante com esse filme. ***Garfos em vez de facas é um filme poderoso e importante que todo mundo precisa ver.***

MARTHA OSBORNE, *Hillsboro, Oregon*

"Por anos, nós ouvimos que uma dieta vegana salvaria o planeta. *Garfos em vez de facas* nos convenceu de que manter uma dieta vegana salvar*á* nossas vidas." —TOM E JUDY STOCKING, *Simi Valley, Califórnia*

"A mensagem poderosa que corre por esse filme deveria bastar para parar as drogas venenosas que correm pelas veias dos Estados Unidos."

—FRANCESCA LEIGH, *Los Angeles*

"Aos 33 anos de idade, eu enfrentava a obesidade mórbida havia quinze anos, resultando em apneia do sono, depressão e graves problemas de ansiedade... *Garfos em vez de facas* mostra a verdade simples da nossa cultura de comida tóxica, que no melhor dos casos é vazia de nutrição e, no pior, venenosa. Depois de apenas duas semanas comendo uma dieta exclusivamente vegetal, minha energia subiu às alturas, meu peso despencou, estou desfrutando da comida de maneira mais plena do que jamais imaginei! — TIM ALLDREDGE, *Grand Rapids*

"Tenho um problema de saúde raro chamado hipotensão neuralmente mediada. Quanto mais medicamento eu tomava, mais doente ficava. Mal eu sabia que os remédios estavam na minha cozinha e na feira do bairro. Meu corpo finalmente começou a se curar graças às instruções de *Garfos em vez de facas*." — KELLY O'BRIEN, *Chicago*

"Nos últimos dez anos, tenho procurado um regime que levasse *à* saúde ideal e me mantivesse nela. Finalmente encontrei em *Garfos em vez de facas*... O filme me levou ao livro *The China Study* [O estudo China] e agora eu me descubro completamente armada com o conhecimento de que preciso para lutar contra doenças e envelhecer com graciosidade."

— LOURDES E. BROLLY, *Philadelphia*

"Meu pai colocou uma ponte de safena tripla dez anos atrás e ficou comovido e impressionado por esse filme. Nós dois balançamos negativamente a cabeça lembrando da unidade cardíaca que oferecia um hambúrguer bem passado como uma das refeições pós-operatórias. É óbvio, é preciso muita educação na profissão médica em relação ao elo entre dieta e doença. Agora, meu pai entende minha dedicação a comidas integrais e minha alimentação baseada em vegetais. Para mim, não é uma 'dieta' ou um 'estilo de vida' – é a única forma de se viver."

—DEBRA MURPHY, *Vancouver*

PREFÁCIO POR **T. COLIN CAMPBELL, PHD** E **CALDWELL B. ESSELSTYN JR., MD**

OS VEGETAIS NO CAMINHO PARA UMA BOA SAÚDE

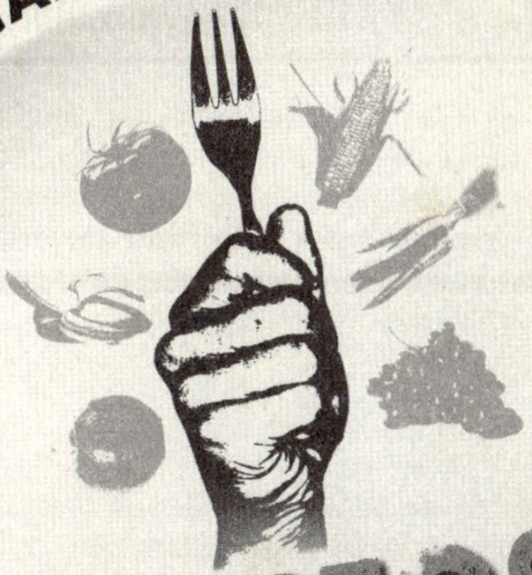

GARFOS EM VEZ DE FACAS™

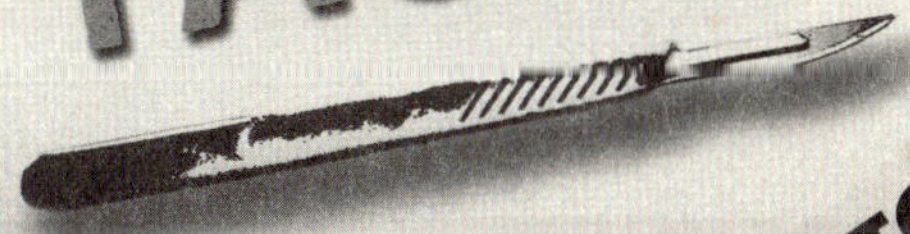

EDITADO POR GENE STONE

COM CONTRIBUIÇÕES DE **PAM POPPER, ND, MICAELA COOK, ELISE MURPHY** E **MEGHAN MURPHY**

lua de papel

DEDICADO A

T. Colin Campbell, PhD; Caldwell B. Esselstyn, Jr., MD; e a todos os pesquisadores que dedicaram a vida a melhorar nosso entendimento a respeito da relação entre comida e saúde.

DIRETOR EDITORIAL: Pascoal Soto
EDITORA EXECUTIVA: Maria João Costa
ASSESSORES EDITORIAIS: Bruno Fiuza e Raquel Maldonado
TRADUÇÃO: Julio Monteiro de Oliveira e Frank de Oliveira
PREPARAÇÃO DE TEXTO: Luísa Ulhoa
REVISÃO DE TEXTO: Thaís Carlo
DIAGRAMAÇÃO: Trio Studio
DESIGN DE CAPA: Ideias com Peso

Dados Internacionais de Catalogação na Publicação (CIP)
Angélica Ilacqua CRB-8/7057

Garfos em vez de facas : os vegetais no caminho para uma boa saúde / Editado por Gene Stone; tradução de Julio Monteiro de Oliveira, Frank de Oliveira – Rio de Janeiro : LeYa, 2013.
224 p. : il.

ISBN 978-85-8044-791-0
Título original: *Forks over knives*

1. Nutrição 2. Dieta 3. Vegetarianismo 4. Hábitos alimentares I. Stone, Gene II. Oliveira, Julio Monteiro de III. Oliveira, Frank de

13-0361 CDD 641.35

Índices para catálogo sistemático:

1. Vegetarianismo

2013

TEXTO EDITORES LTDA.
[Uma editora do Grupo Leya]
Rua Desembargador Paulo Passaláqua, 86
01248-010 – Pacaembu – São Paulo – SP – Brasil
www.leya.com.br

SUMÁRIO

PREFÁCIO

POR T. COLIN CAMPBELL, PHD, E CALDWELL B. ESSELSTYN, JR., MD

Deixe as drogas no caldeirão do químico
se puder curar o paciente com comida.
— HIPÓCRATES

Por mais de 2.800 anos, o conceito de comer plantas na sua forma integral enfrentou muitas dificuldades para ser aceito e adotado como forma de vida. Embora normalmente defendido por questões ideológicas, evidências recentes provam agora que essa dieta também produz poderosos benefícios para a saúde pessoal. Na verdade, comer uma dieta vegetal tornou-se uma questão urgente de várias perspectivas: ela não apenas melhora a saúde pessoal, mas também pode reduzir de forma drástica os custos com cuidados de saúde, sem contar que várias formas de violência ao nosso ambiente e a outros seres sensíveis podem ser minimizadas.

Como essa dieta tem muito a oferecer, acreditamos ser preciso encontrar meios para compartilhar essas informações com o maior número de pessoas possível, gente de todo tipo e origem, não importando a idade, sexo, etnia e localização geográfica. E uma das melhores maneiras de se realizar isso é compartilhando experiências pessoais e imagens, como no filme ***Garfos em vez de facas.***

Garfos em vez de facas é tanto uma jornada quanto uma saga. A jornada demonstra quão rapidamente a saúde pode ser restaurada, sem remédios, medicamentos e procedimentos cirúrgicos. A saga apresenta as histórias individuais daqueles que, mudando profundamente seus estilos de vida, controlaram ou até mesmo curaram doenças sérias.

A estabilidade econômica dos EUA vem ruindo por causa do estouro da bolha de tecnologia e do mercado imobiliário. Esse encargo ainda é agravado pelos custos com a saúde, que crescem sem controle, sem previsão de término. Ainda assim, como nação, estamos mais doentes e gordos que nunca. A epidemia de obesidade e diabetes, em especial entre os jovens, prevê um desafio de saúde pública economicamente insustentável e a profecia sombria de que as crianças de hoje podem viver menos do que seus pais.

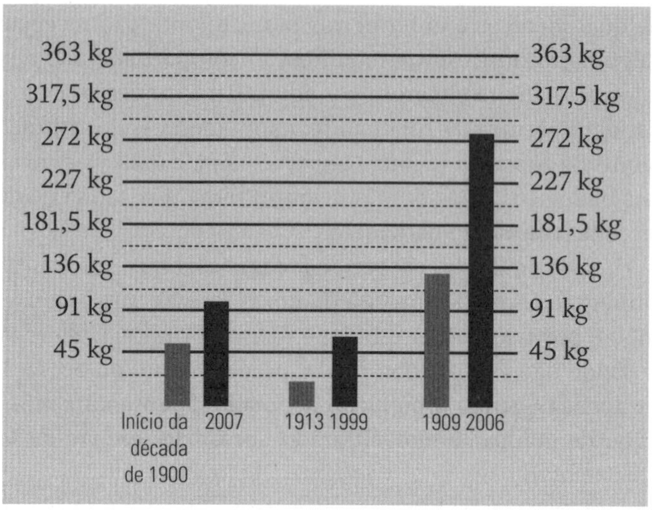

Figura 1: Próximo do início do século 20, os americanos comiam cada um cerca de 54,4 quilos de carne por ano; desde 2007, comeram cerca de 100,7 quilos. Em 1913, cada um deles consumia cerca de 18 quilos de açúcar processado; por volta de 1999, esse número tinha subido para 66,7 quilos. E em 1909, os americanos mandavam 133 quilos de produtos derivados de leite goela abaixo. Em 2006, esse número tinha mais do que dobrado para 274,5 quilos por pessoa.

O protagonista central desse cenário sinistro é a indústria alimentícia e suas demandas de lucro. Com bilhões de dólares em publicidade e marketing, ela nos seduz e nos instiga com seus produtos derivados do leite, carnes, peixes, aves e ovos, bem como com produtos repletos de açúcar, sal e gordura. E o ataque incessante atinge seu objetivo de convencer um público vulnerável e desprotegido a ingerir alimentos que irão tornar todos gordos e doentes: obesidade, hipertensão, diabetes, doenças do coração, derrames, câncer, artrite reumatoide, esclerose múltipla, lúpus, cálculos biliares, diverticulite, osteoporose, alergias e asma são apenas algumas das doenças da nutrição ocidental.

Quem irá proteger o público? Não será o nosso governo: o Departamento de Agricultura dos EUA é a voz da nossa indústria alimentícia. A cada cinco anos, ele constrói as diretrizes de nutrição para o público promovendo comidas que garantem má saúde para milhões. Não será a Associação Dietética Americana, que é controlada por corporações alimentícias. Não será a indústria de planos de saúde, que lucra vendendo planos para os doentes. Não será a indústria farmacêutica, que anualmente embolsa bilhões provenientes de doenças crônicas. Não serão os hospitais, cujo sustento depende de nossas doenças. Não será a profissão médica, na qual médicos e enfermeiros praticamente não recebem treinamento algum em nutrição ou modificação comportamental, e são recompensados de maneira generosa por administrar remédios e empregar sua especialidade técnica. E, finalmente, não serão nossas instituições de financiamento de pesquisa médica: com frequência, elas se concentram em detalhes biológicos, tais como nutrientes individuais, que podem ser explorados comercialmente para lucro.

O foco primário de ***Garfos em vez de facas*** é uma nutrição baseada em vegetais e integral. O público precisa de novas formas para entender essa mensagem, e é por isso que esse filme é tão importante. Uma revolução sísmica na saúde não virá de uma pílula, procedimento ou operação. Ela vai ocorrer apenas quando o público for dotado de entendimento nutricional, o tipo de conhecimento retratado em ***Garfos em vez de facas*** e destacado neste livro.

Quando você tiver visto o filme, esperamos que faça a transição para esse estilo de vida alimentar. Ele pode parecer um desafio. Mas é apenas porque muitos de nós nos tornamos viciados em dietas cheias de gordura, sal e açúcar que a aventura de comer comidas que contenham pouca quantidade desses ingredientes parece tão difícil. Não é. Sabemos tanto por experiências relatadas quanto pelas publicações científicas que tais vícios podem ser resolvidos em questão de semanas.

Então, mantenha-se firme, coma bem e vai descobrir todo um novo universo de prazer gustativo, desfrutando sabores que nunca provou antes. Por favor, experimente algumas das receitas neste livro para ajudar a realizar essa transição. Você vai descobrir que essas comidas têm um sabor incrível e são razoavelmente fáceis de preparar. É com esse pensamento em mente que lhe confiamos essa ideia e essas receitas para começar o seu caminho. *Bon appétit!*

PARTE UM

O mundo vegetal de

GARFOS EM VEZ DE FACAS

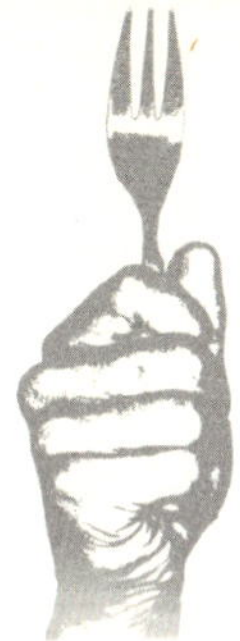

BOM PARA SUA SAÚDE

Um quarto do que você come o mantém vivo. Os outros três quartos mantêm seu médico vivo.
— PROVÉRBIO EGÍPCIO

Boa saúde. Ao longo da história de que se tem registro, a saúde tem sido uma das preocupações mais comuns e uma das áreas mais populares de pesquisa. Na verdade, o estudo da medicina é anterior à história escrita. Em 1991, a descoberta de um corpo mumificado de 5.000 anos de idade no norte da Itália revelou que as sociedades pré-históricas possuíam um conhecimento médico maior do que pensávamos: o homem, agora conhecido como Otzi, o Homem do Gelo, tinha entre suas posses um fungo que cientistas descobriram ser capaz de matar parasitas internos... a primeira evidência palpável da farmacologia humana antiga.

Voltando ainda mais no tempo, sabemos que xamãs e curandeiros usavam várias plantas e ervas (bem como cânticos mágicos e preces) como medicação nas primeiras sociedades das quais temos conhecimento; toda cultura tinha alguma forma de sabedoria medicinal, embora a maior parte desse conhecimento não tenha chegado até nós.

Hoje, se você colocar no Google a palavra *saúde*, vai ver cerca de 2 bilhões de resultados – o interesse em saúde provavelmente nunca foi tão grande quanto hoje. As informações sobre saúde são endêmicas em nossa cultura: estão afixadas em tudo, de caixas de cereais a *outdoors*, destacadas em artigos de revista e jornal, discutidas em programas de entrevistas vespertinos e em programas de notícias do horário nobre, além de divulgadas em boletins caros e seminários particulares. Livros sobre saúde dominam a lista de mais vendidos. Produtos de saúde são vendidos por toda parte, de drogarias a infomerciais de fim de noite.

Você pode achar que todo esse interesse resultaria em boa saúde para a maioria das pessoas. Mas não resulta. A maioria dos americanos está doente. Nos Estados Unidos, morre uma pessoa de doença cardíaca por minuto. Todo dia, 1.500 pessoas morrem de câncer. Combinadas, essas duas doenças matam mais de 1 milhão de pessoas por ano. O Centro de Controle de Doenças estima que sete de cada dez mortes são por doenças crônicas.

A taxa de americanos entre 45 a 64 anos de idade que sofrem de três ou mais doenças crônicas pulou de 13% em 1996 para 22% em 2005. No todo, entre 1996 e 2005, o número de americanos de todas as idades que sofrem de três ou mais doenças crônicas aumentou em 86%. E, só na década passada, a incidência de diabetes cresceu 90%.

Além disso, dois terços dos adultos estão acima do peso ou são obesos, e as taxas de obesidade em crianças dobraram nos últimos trinta anos. Mais de 24 milhões de americanos sofrem de casos de diabetes, a maioria resultante da mesma dieta pobre que os levou à obesidade. E esse número só vai aumentar: estima-se que 57 milhões de americanos estão vivenciando sintomas "pré-diabetes".

Um número crescente de pessoas está ficando ciente de que escolhas de estilo de vida podem ter um efeito poderoso na saúde, e entre essas escolhas a nutrição é primordial. No entanto, apesar desse conhecimento, a maioria das pessoas ainda está seguindo uma dieta destruidora da saúde, rica em porcarias gordurosas, salgadas e doces e em comidas de derivados de animais. Infelizmente, o elo entre dieta e saúde ainda não é bem entendido por muitos médicos, que não são obrigados a ter aulas de nutrição na faculdade, e que portanto recorrem a pílulas e procedimentos para tratar pacientes.

Além disso, partes interessadas na indústria alimentícia e agrícola gastam milhões de dólares todos os anos em marketing para desencorajar pessoas a associar má saúde à má comida. A indústria farmacêutica, que promove o uso de drogas em vez de comida para manter a saúde, tem 1.585 lobistas, com os quais gastam mais de 241 milhões de dólares por ano.

Mas a resposta para nossos problemas de saúde poderia ser relativamente óbvia? É possível que a melhor maneira de se promover saúde e evitar doenças não seja tomando grandes quantidades de remédios ou contando com procedimentos médicos complicados?

A resposta é *sim*. A fórmula para a boa saúde pode ser tão simples quanto isso: comer uma dieta baseada em vegetais e alimentos integrais. É disso que trata o mundo de *Garfos em vez de facas*, e essa é a mensagem que está ressoando junto ao público de todo os EUA.

UMA DIETA À BASE DE VEGETAIS

Uma dieta baseada em vegetais é bem simples. Ela consiste em evitar qualquer coisa que venha de uma fonte que alguma vez teve um rosto ou uma mãe. Em outras palavras, evitar todo tipo de carne (incluindo peixe), derivados de leite e ovos.

O que você come são os melhores alimentos que a Mãe Natureza oferece: grãos, frutas, verduras e legumes. Frequentemente relegados a acompanhamentos pelo público americano devorador de carne, esses alimentos na verdade criam as refeições mais saborosas e o mais nutritivas possível.

Uma dieta saudável baseada em vegetais também é composta de comidas integrais. Isso significa evitar alimentos refinados, como azeite de oliva e pão branco, e se manter afastado de alimentos artificiais com aditivos químicos. Em outras palavras, uma dieta baseada em vegetais é centrada em alimentos que vêm de plantas integrais e não refinadas. Como diz o dr. John McDougall (página 52): "Há uma dieta certa para seres humanos" e é baseada em um princípio fundamental: comer vegetais. (Não é só o dr. McDougall que acredita nisso. Outro pensador famoso, Charles Darwin, disse: "A comida normal do homem é vegetal".)

Aqui estão os princípios fundamentais da dieta baseada em vegetais e alimentos integrais *Garfos em vez de facas*:

▶ **COMA VEGETAIS – QUANTO MAIS INTACTOS MELHOR.** E não quaisquer vegetais – coma frutas, verduras, grãos e legumes integrais, minimamente refinados. O mais próximo que você puder chegar de como a planta existe na natureza, melhor. Comidas naturais e baseadas em vegetais fornecem todos os nutrientes essenciais necessários para uma dieta balanceada e saudável, uma vez que não há nutrientes de alimentos animais que não existam nos vegetais (com exceção da vitamina B12; veja abaixo).

Isso significa que uma dieta de batata chips, pretzels, doces sem derivados de leite e refrigerantes de baixa caloria pode tecnicamente ser considerada uma dieta baseada em vegetais, mas não é uma dieta saudável.

Uma dieta bem estruturada baseada em vegetais vai satisfazer todas suas necessidades nutritivas, de calorias, proteínas, vitaminas e minerais, sem contagem de calorias, controle de porções ou medição. É a maneira mais fácil de comer!

▶ **EVITE COMIDAS PROCESSADAS DEMAIS.** Esses são alimentos que incluem, entre outros itens, farinha branca, açúcares refinados e óleos extraídos. Farinhas brancas, açúcares e a maioria dos óleos são de fato feitos a partir de plantas, mas foi tirada deles a maioria das propriedades nutricionais que um dia tiveram. E embora alguns nutricionistas recomendem o azeite de oliva, por que cozinhar com a forma mais concentrada de gordura do planeta quando você pode escolher tantos outros líquidos? Azeitonas são um ótimo alimento, mas o azeite de oliva pode ser problemático.

O motivo? Óleo é 100% gordura pura. Isso significa que, no caso do azeite de oliva, por exemplo, os fabricantes pegaram azeitonas inteiras, as espremeram e extraíram quimicamente as partes boas (a fibra saudável, as vitaminas e os minerais), deixando pouco mais do que uma dose concentrada de calorias. O azeite de oliva contém algo em torno de 4.100 calorias por 473 mililitros!

▶ **EVITE CONSERVANTES E ADITIVOS.** Esse princípio é fácil. Por que carregar sua dieta com algo artificial quando você pode comer alimentos integrais que não precisam de aditivos para fazê-los ter um gosto tão bom?

▶ **ELIMINE OS DERIVADOS DO LEITE.** Caseína, a proteína primária do leite de vaca, pode ser um dos carcinogênicos químicos mais potentes já identificados (para saber mais a respeito, leia *The China Study* de Colin Campbell; veja a página 20). Produtos derivados do leite aumentam o risco de doenças crônicas, e o leite da vaca em particular foi relacionado ao aumento do risco de câncer, diabetes juvenil, esclerose múltipla, e muitos outros problemas de saúde.

Os seres humanos não têm nenhuma necessidade nutricional do leite de vaca. O leite de vaca é produzido para prover o novilho com nutrientes adequados para ele crescer de 30 quilos para cerca de 450 quilos em um ano. E ele contém casomorfinas, compostos viciantes semelhantes à morfina, para garantir que o novilho permaneça próximo da mãe, mamando e crescendo seguro. Casomorfinas também são viciantes para seres humanos, o que torna um desafio desistir do leite e seus derivados.

▶ **NÃO SE PREOCUPE COM OS CARBOIDRATOS.** Quase todo mundo ouviu falar de dietas de baixa ingestão de carboidrato, elas estão na moda há anos. Mas não são necessariamente saudáveis. Na verdade, os carboidratos são a fonte de energia preferida do corpo, então é importante comer alimentos ricos nessa substância. Também é importante escolher os *tipos certos* de alimentos ricos em carboidrato. Mangas, brócolis e doces são todos alimentos com bastante carboidrato, mas mangas e brócolis são obviamente muito melhores para você. Se você comer bolos e biscoitos feitos com farinha e açúcar refinados, vai experimentar aumentos rápidos no nível de açúcar no sangue, ampliação da resposta à insulina e ganho de peso. Se comer alimentos integrais como frutas, grãos integrais e verduras, vai ter sucesso numa

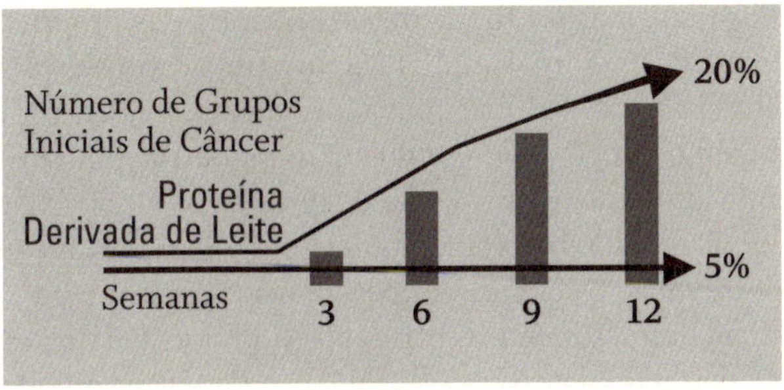

Figura 2a

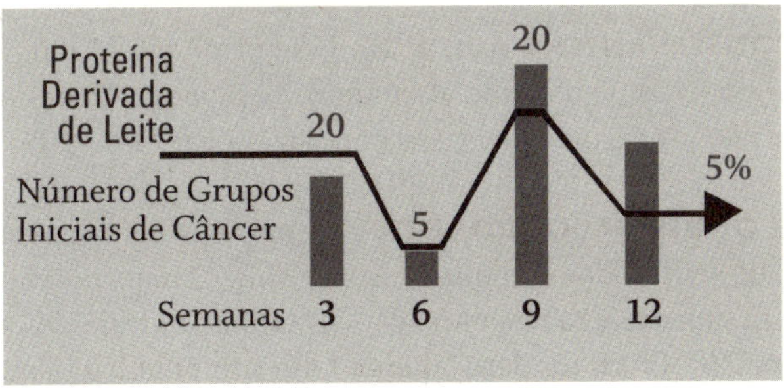

Figura 2b

Figura 2a: Para testar sua teoria sobre derivados de leite, o dr. Colin Campbell alimentou dois grupos de ratos com dietas com quantidades diferentes de caseína, a proteína principal dos laticínios. Depois de 12 semanas, todos os ratos que ingeriam uma dieta de 20% de caseína tinham um nível bastante mais elevado de crescimento inicial de tumor de câncer, enquanto ratos que ingeriam uma dieta com 5% não mostravam nenhuma evidência de câncer.

Figura 2b: O dr. Campbell então mudou as dietas dos ratos, indo e voltando – entre 5 e 20% da proteína do leite. Sempre que os ratos recebiam 20% da proteína, o crescimento inicial de tumor do fígado explodia; quando os mesmos ratos recebiam 5% de proteína, o crescimento do tumor diminuía. Em *Garfos em vez de facas*, o dr. Campbell diz: "Descobrimos que podemos ligar e desligar o crescimento do câncer... simplesmente ajustando a ingestão dessa proteína".

dieta rica em carboidratos. E, como um bônus adicional, essas comidas são ricas em fibras, que dão uma sensação de saciedade. Comer alimentos com bastante fibra quase sempre reduz o número geral de calorias consumidas, que ajudam na perda de peso.

▶ **NÃO SE PREOCUPE COM A POSSIBILIDADE DE NÃO ESTAR INGERINDO PROTEÍNA SUFICIENTE.** Um dos mitos mais comuns sobre uma dieta baseada em vegetais é que você não ingere proteína suficiente. Isso simplesmente não é verdade. Os vegetais contêm bastante proteína, e uma dieta integral baseada neles

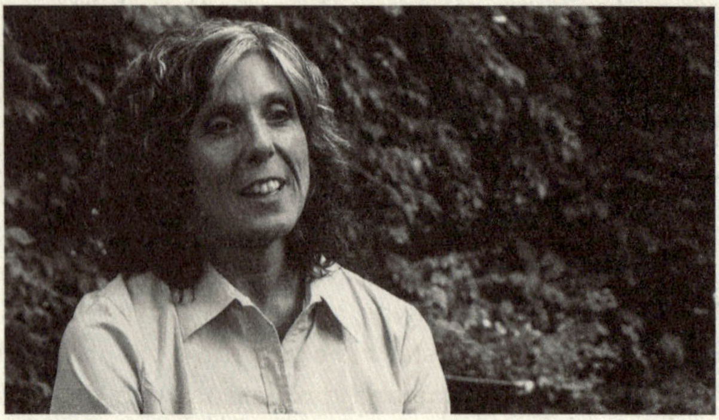

Pam Popper, Naturopata

A NATUROPATA PAM POPPER é diretora executiva do Wellness Forum [Forum do bem-estar], que oferece programas educacionais para ajudar indivíduos a melhorar a saúde, ajudar empregadores a reduzir custos com o cuidado com a saúde e ajudar profissionais de saúde a melhorar a dieta e o estilo de vida de seus pacientes. Ela também trabalha com o Physicians Committee for Responsible Medicine [Comitê de Médicos para uma Medicina Responsável] e com o Whole Foods Market, ensinando os funcionários da rede de supermercados a melhorar a saúde com o uso da nutrição baseada em vegetais. Além disso, ela é uma palestrante participante dos cursos *online* da Colin Campbell por meio da eCornell. Seu livro mais recente é *Solving America's Healthcare Crisis* [Resolvendo a crise de saúde americana].

Pam, que nasceu em Ohio em 1956, não esperava seguir uma carreira em saúde. Até os 28 anos de idade, ela era uma vendedora que fumava quatro maços de cigarro por dia e, até os 38 anos, comia qualquer coisa que tivesse vontade. "Eu não tinha consciência nutricional", diz. Então, 18 anos atrás, um amigo lhe deu um livro escrito pelo dr. John McDougall. "Eu achava que era uma pessoa esperta, que sabia muita coisa, mas não sabia nada sobre isso".

Ela gostou do livro e decidiu ler mais sobre a relação entre dieta e saúde. "É isso", ela pensou. "É isso que eu quero fazer quando crescer." Hoje, ela dirige uma clínica particular especializada em nutrição no escritório dela em Ohio e tem clientes no mundo todo.

"Para mim, a grande mudança é que, antes, meu trabalho era só um trabalho. Agora, amo o que eu faço. As pessoas na área médica normalmente têm dias ruins, mas eu quase sempre vejo pessoas melhorando".

Críticos de uma dieta baseada em plantas, diz Pam, afirmam que as pessoas não vão mudar o que comem. "Mas eu descobri que a questão é que a maioria dos pacientes não está fazendo escolhas embasadas; os médicos apenas dizem a elas, por exemplo, que seu colesterol é alto demais e que devem tomar estatinas. Eles não oferecem escolha. Nós dizemos aos pacientes que de fato eles podem tomar estatinas, e nesse caso vão vivenciar efeitos colaterais negativos, ou podem mudar sua dieta, o que não tem efeitos colaterais, não vai custar mais dinheiro e vai protegê-los de um derrame ou ataque cardíaco. A maioria das pessoas não recebe as informações dessa maneira. Se recebesse, seria mais provável que mudasse.

"A outra questão que os críticos levantam é que as pessoas não vão se manter firmes na nova dieta. Mas eu vejo pessoas fazendo isso o tempo todo. Quando você realiza grandes mudanças na sua dieta, a saúde melhora rapidamente. Nossos clientes nos dizem que não mais querem queijo, biscoitos ou bolos. Voltar para as comidas ruins significa voltar para os remédios e até mesmo passar tempo no hospital. Eles preferem ser saudáveis."

"Uma dieta baseada em vegetais pode parecer restritiva quando você ouve falar dela pela primeira vez, mas na verdade ela deixa você fazer o que quiser com a quantidade máxima de energia por todos os anos em que está neste planeta. Não é o que está sendo tirado. É o que você está ganhando."

fornece um nível apropriado dietético total de proteína, cerca de 10% do total de calorias. Essa proporção excede o nível necessário para a maioria de pessoas.

Um princípio útil para ter em mente: é impossível estruturar uma dieta que forneça calorias suficientes, mas não forneça proteínas suficientes. A palavra em inglês para má nutrição causada por deficiência de proteína não é nem conhecida pela vasta maioria dos americanos. (É **kwashiorkor**!)

▶ **NÃO SE PREOCUPE COM OS ÁCIDOS GRAXOS ÔMEGA-3.** Há dois ácidos graxos essenciais, o que significa que você precisa consumi-los em alimentos: ômega-3 e ômega-6. Os seres humanos historicamente consumiam uma dieta com uma proporção entre ácidos graxos ômega-3 e ômega-6 de 1:1 para 1:4. Em anos recentes, conforme o consumo de alimentos animais e óleos vegetais polinsaturados (em alimentos processados) aumentou, essa taxa mudou de forma drástica: a variação está agora entre 1:25 e 1:30. Como resultado, muitos profissionais de saúde estão sugerindo que as pessoas tomem suplementos de ômega-3, tais como óleo de peixe, ou que aumentem o consumo de peixe para corrigir esse desequilíbrio. Mas suplementos causam efeitos colaterais, e óleo de peixe não é uma ótima opção porque contém colesterol, gordura saturada e com frequência mercúrio e outras toxinas (há também implicações ecológicas negativas em se comer peixe, veja a página 38). A melhor opção é ter uma dieta bem estruturada baseada em vegetais, que reduz o consumo de ácidos graxos ômega-6 e nega a necessidade de aumentar o consumo de ácidos graxos ômega-3.

▶ **CONSIDERE UM SUPLEMENTO DE VITAMINA B12.** A vitamina B12 é uma vitamina fundamental, necessária para o funcionamento adequado do cérebro e do sistema nervoso. A maioria das pessoas ingere a vitamina B12 ao comer carne ou alimentos animais. Mas a carne não é a fonte inicial de B12: na verdade, esta vem de bactérias no solo no qual as plantas crescem: plantas que depois disso se convertem em comida para os animais. O solo é com frequência rico em vitamina B12 e é assim que comedores de plantas sempre obtiveram a maior parte do composto: pela terra que gruda nos vegetais que vêm diretamente de um solo rico. No entanto, a comida de hoje é tão sanitizada que toda essa terra já sumiu quando a comemos. As pessoas precisam de muito pouca vitamina B12: a dose recomendada diária vai de 0,4 a 2,8 microgramas. E o corpo armazena 2 a 5 miligramas em adultos, três ordens de magnitude a mais do que é necessário a cada dia, sendo que esse estoque pode durar vários anos. A solução? Tome um suplemento para se garantir. Confira com um profissional de saúde qualificado qual a dosagem adequada.

DOENÇAS RELACIONADAS À DIETA

A maioria das pessoas costuma pensar que doenças como câncer e aterosclerose coronariana são resultado de má sorte ou genes ruins. Esses problemas de saúde são considerados incuráveis por muitos profissionais de saúde, já que os remédios e as cirurgias comumente prescritos para eles apenas tratam os sintomas. A verdade é que escolhas inteligentes na quitanda e na cozinha podem prevenir doenças cardíacas, derrame, diabetes e muitos outros problemas de saúde, e em muitos casos detê-los ou revertê-los.

Esta seção é apenas um resumo da relação entre doenças sérias e dieta. Para mais informações sobre o assunto, veja a Estante de Livros (página 199).

Doença Cardíacas

O termo "doença cardíaca" é equivocado, ao dar a entender que o músculo do coração é propenso a pegar doenças como o resfriado ou a gripe comum – como se doenças do coração fossem algo que apenas acontece com você. Muitas pessoas atribuem a alta pressão sanguínea ou o colesterol elevado a fatores não relacionados ao estilo de vida, tais como o histórico familiar. "Meus avós tinham pressão alta", elas dizem, "então não há nada que eu possa fazer exceto tomar remédios." Mas, embora a genética possa desempenhar um papel na sua doença, pode muito bem ser que seus avós tenham tido pressão alta porque comiam mal.

Aqui está um fato assustador: o Instituto Nacional do Coração, Pulmão e Sangue dos EUA recentemente emitiu um relatório baseado nas descobertas de dez anos de seu Estudo de Saúde Cardiovascular, concluindo que quase todos os homens de mais de 65 anos e mulheres acima de 70 que cresceram se alimentando da dieta ocidental tradicional baseada em carne já estão sofrendo de algum tipo de doença cardíaca.

Na maioria dos casos, a raiz da aterosclerose coronariana é a placa, um depósito oleoso e gorduroso que se acumula nas artérias pelo corpo. Artérias saudáveis são fortes, elásticas, e forradas com uma substância macia e semelhante ao Teflon chamada tecido endotelial. Com o tempo, conforme as pessoas ingerem gorduras e colesterol devido a sua dieta, as células endoteliais ficam "grudentas" e a placa começa a se acumular. A placa também pode estreitar as passagens arteriais pelas quais nosso sangue fornece oxigênio e nutrientes vitais para o corpo, o que resulta em hipertensão, e, devido ao fechamento de artérias, pode causar paradas cardíacas. Placas também podem se romper, derramando seu conteúdo tóxico no fluxo sanguíneo, o que ativa plaquetas sanguíneas que tentam controlar o dano por meio de coágulos.

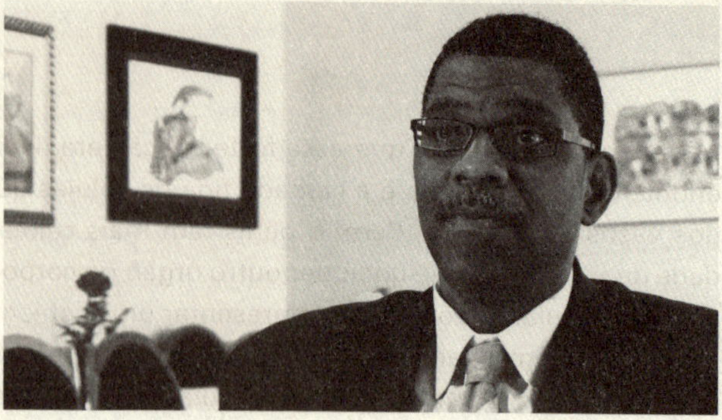

Terry Mason, MD

O DR. TERRY Mason é o chefe médico do Sistema de Saúde e Hospitais de Cook County em Illinois. Ele trabalha com três hospitais; 16 clínicas ambulatoriais, algumas das quais tratam pacientes de ambulatório com HIV/AIDS e com doenças sexualmente transmissíveis; um departamento de saúde pública; o centro de detenção juvenil local e a prisão de Cook County.

Terry cresceu e se educou em Chicago e arredores. Frequentou a faculdade na Loyola University, especializou-se em medicina na Universidade de Illinois e fez a residência em urologia no Hospital Michael Reese. Urologista certificado pelo conselho, Terry praticou medicina por 25 anos antes de ser nomeado comissário do Departamento de Saúde Pública de Chicago em 2005. Durante sua gestão lá, concentrou-se em lutar contra doenças crônicas promovendo estilos de vida mais saudáveis.

Terry também foi palestrante inspiracional sobre construir comunidades saudáveis. Ele apresenta um programa de entrevistas no rádio, *Doctor in the House* [Médico em casa], e é um convidado frequente em programas de televisão e rádio nacional dos EUA.

Terry também tomou uma rota incomum para chegar à sua filosofia atual de dieta 98% baseada em vegetais (de vez em quando ele come uma ou duas claras de ovo). Como urologista, ele se descobriu lidando com pacientes que tinham muitos problemas médicos desafiadores, em particular sua especialidade, disfunção erétil.

"Há um forte elo entre homens que têm problemas de ereção e homens que têm doenças cardíacas, algo que discutimos na reunião conjunta de cardiologistas e urologistas na convenção da Associação Médica Nacional dos EUA para nos ajudar a entender o elo entre entre a patologia da doença cardiovascular e a da disfunção erétil.

"Logo descobrimos que essa forte ligação era devida ao dano às células endoteliais. O endotélio é a camada fina de células que reveste a superfície dos vasos sanguíneos. Bem, o pênis tem mais células endoteliais por unidade de volume do que qualquer outro órgão no corpo. Então, algo que afete a função celular endotelial vai representar um problema para o pênis.

"Ao também examinarmos a dieta americana, encontramos uma forte correlação entre o dano para essas células endoteliais e um estilo de vida baseado em carne, de alta gordura, alta caloria e pouco ou nenhum exercício. Esse estilo de vida tinha efeito negativo tanto sobre o pênis quanto sobre o coração.

"Nós estamos perdendo um milhão de pessoas para doenças do coração e câncer, e isso por causa de três coisas: o fumo, a falha em não se exercitar e a nossa dieta ruim. Precisamos lidar com todos os três, e a maneira certa de mudar o último problema é adotar uma dieta baseada em vegetais. Mas vamos precisar dar alguns passos radicais para fazer isso. Quando você adota uma abordagem de saúde pública, você tem que mudar as estruturas básicas da sociedade de forma a tornar mais fácil para as pessoas fazerem o que é certo, e mais difícil o errado. Eu colocaria quaisquer recursos que fossem necessários para uma campanha conduzida pelo governo para tornar frutas e legumes mais baratos e disponíveis de forma mais ampla, e ensinar as pessoas como prepará-los.

"Nós estamos num estado de emergência! Não podemos continuar a fazer o que estamos fazendo e esperar resultados diferentes. Isso é o que se chama insanidade."

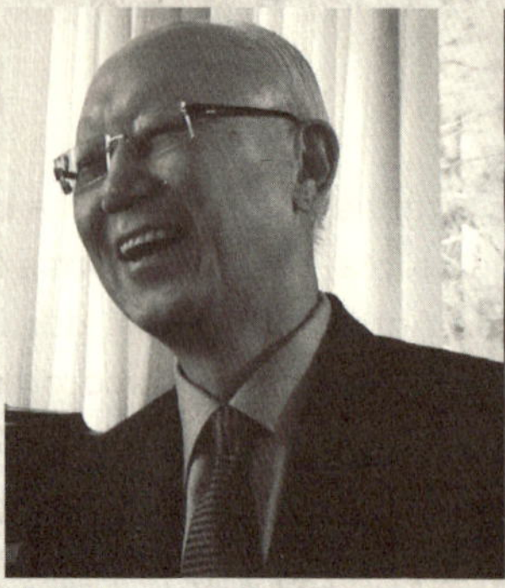

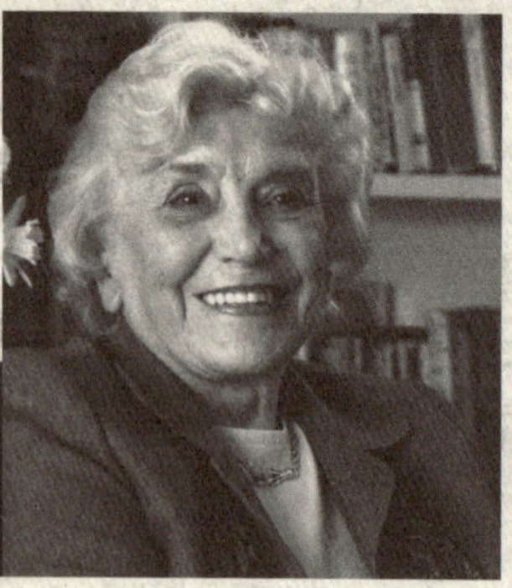

Anthony e Evelyn

GARFOS EM VEZ DE FACAS retrata muitas histórias pessoais, incluindo a de várias pessoas cujas vidas foram salvas pela mudança para uma dieta integral baseada em vegetais — mesmo depois de toda uma vida de doença.

Entre elas estão Anthony Yen e Evelyn Oswick. Anthony e Evelyn sofreram múltiplos eventos coronários *sérios* (ataques cardíacos e pontes de safena) e muitos anos de dor no peito crônica. Ambos passaram a vida tomando más decisões alimentares e as melhores opções que seus médicos tinham para oferecer eram meramente paliativas.

Evelyn relata uma conversa que teve com seu ex-cardiologista depois do segundo ataque cardíaco: "Eu disse: 'Você quer dizer que eu devo é comprar uma cadeira de balanço, sentar nela, balançar e esperar?' E ele olhou para mim e disse: 'Sim, é exatamente isso que estou dizendo'."

Falando em termos demográficos, Anthony começou com toda vantagem possível para protegê-lo da doença cardíaca. Nascido na China mais de setenta anos atrás, ele cresceu ingerindo o que chama de a típica dieta chinesa. As refeições familiares eram centradas em verduras, arroz e sopa, com apenas pequenas porções de carne usadas como tempero, em vez das grandes porções servidas nos Estados Unidos como prato principal.

No entanto, após se mudar para os Estados Unidos quando era jovem e se tornar um empresário bem-sucedido, Anthony começou a se alimentar da dieta típica ocidental, que enfatiza hambúrgueres, cheesebúrgueres e pizza em vez de alimentos integrais baseados em vegetais. Logo ele estava ganhando peso, e continuou ganhando peso nos anos que se seguiram. Anthony recebia muitas pessoas por causa de seu negócio, e isso significava incontáveis jantares elegantes com ostras, rosbife e camarão.

Todo esse exagero levou a angina (dor no peito) e a uma visita ao consultório do médico, seguida por um cardiograma, um angiograma, o diagnóstico de bloqueio severo das artérias, e por fim, uma cirurgia cardiovascular com uma ponte de safena quíntupla, tudo isso com a idade de 55 anos.

O resultado da cirurgia de Anthony foi mais dor no peito uma semana mais tarde. Felizmente, um especialista cardíaco o encaminhou para o dr. Caldwell Esselstyn, que logo colocou Anthony numa dieta integral e baseada em vegetais.

Evelyn, também na casa dos setenta, era uma amante de donuts, sobremesas, chocolate e molhos grossos. Ela foi alertada sobre sua doença do coração pela primeira vez quando sofreu um ataque cardíaco pedalando numa bicicleta ergométrica durante um exame físico de rotina. Logo ela estava recebendo uma ponte de safena tripla.

Livre de sintomas antes da cirurgia, Evelyn conseguiu passar mais cinco anos na sua dieta matadora de coração antes de sofrer um segundo incidente cardíaco. Dessa vez, a cirurgia do coração não foi recomendada. Em vez disso, ela recebeu uma sugestão discreta de desfrutar seus últimos dias restantes na terra. Por sorte, no que pareceu uma ideia tardia, seu médico mencionou outro médico, o dr. Esselstyn, que estava começando um novo programa de dieta para o coração e sugeriu que ela o experimentasse.

A conversa inicial de Evelyn com o dr. Esselstyn foi curta. Ele explicou os alimentos que ela podia e não podia comer e ela tomou uma decisão.

"Prefiro morrer a adotar sua dieta", ela deixou escapar.

"Tudo bem, se é assim que você se sente", o dr. Esselstyn respondeu.

Mas Evelyn logo decidiu que o que ela realmente sentia era um desejo de salvar a própria vida.

Tanto Evelyn quanto Anthony continuaram o tratamento sob a orientação do dr. Esselstyn, que devotou uma grande quantidade de tempo para seus dois novos pacientes, explicando por que eles estavam adotando esse tipo de dieta e ouvindo enquanto eles falavam por horas sobre suas vidas e históricos médicos.

Como a esmagadora maioria dos pacientes do dr. Esselstyn, Anthony e Evelyn reverteram de maneira bem-sucedida o estado avançado de sua doença cardíaca. Na verdade, não só eles sobreviveram bem mais do que seus cardiologistas previram, como ainda estão vivendo além do que o dr. Esselstyn de vez em quando gosta de chamar do "tempo de garantia" do paciente do coração (25 anos ou 25 mil milhas). E, o mais importante, hoje tanto Evelyn quanto Anthony estão desfrutando de vidas ativas cheias de amigos, família e trabalho significativo.

O bloqueio resultante pode privar o músculo do coração de oxigênio, causando um ataque cardíaco ou mesmo morte súbita.

Embora alguns dos remédios modernos, tal como nitroglicerina, ajudem o coração a receber mais sangue dilatando quimicamente as artérias, eles apenas lidam com um sintoma do problema real. Artérias mais largas apenas significam mais espaço para a placa se acumular mais tarde. Imagine ir de casa para o trabalho e do trabalho para casa todos os dias com um pneu furado. Você pode encher os pneus todos os dias, mas não faria mais sentido remendar o furo? As coisas só vão piorar até o dia que seu pneu estourar no meio da rodovia.

O mesmo quanto a nossos corpos. Como consertamos o pneu furado, isto é, o acúmulo perigoso de placa no sangue? A resposta é simples: evite alimentos provenientes de animais.

Alimentos animais são cheios de gordura e colesterol e nos deixam marinando nos piores blocos de construção da doença cardíaca. Essas comidas contribuem para o acúmulo de placa pelos 100 mil quilômetros de veias, artérias e capilares pelos quais o sangue precisa viajar livremente para nos manter vivos.

Alimentos vegetais, por outro lado, não promovem o acúmulo de placa e contêm nutrientes que podem realmente melhorar a saúde de suas artérias e reverter o progresso da doença cardíaca.

Por quê? Em primeiro lugar e mais importante, uma dieta saudável vegetal minimiza a gordura e o colesterol, os componentes fundamentais da placa que entope artérias. Com esses blocos de construção da placa não mais inundando as artérias em cada refeição, o processo natural de cura do corpo é capaz de estabilizar a placa que já se acumulou, reduzir o colesterol e permitir que as passagens do corpo relaxem naturalmente.

Mais evidências vêm do China Study de Collin Campbell, uma investigação de trinta anos da saúde e de hábitos nutricionais de 6.500 chineses em 65 vilarejos rurais. Depois de compilar seus dados, os pesquisadores concluíram que os homens americanos têm 17 vezes mais probabilidade de morrer de doença cardíaca do que homens chineses que vivem no campo. Em certos bolsões da China onde as dietas baseadas em plantas eram mais comuns, pesquisadores não conseguiram encontrar nem mesmo uma pessoa em mais de 100 mil que houvesse morrido de doença cardíaca. Enquanto o nível total de colesterol médio dos americanos é bem acima de 200, os níveis dos participantes do China Study ficavam em média entre 81 e 135. O dr. Campbell por fim concluiu que pessoas que mantêm uma dieta integral baseada em vegetais podem minimizar ou mesmo reverter o desenvolvimento de doenças crônicas.

Outras evidências: o estudo de vinte anos do dr. Caldwell Esselstyn na Cleveland Clinic, sobre o qual ele escreveu em seu livro *Prevent and Reverse Heart Disease* [Previna e reverta doenças cardíacas], mostrou que uma dieta baseada em plantas e livre de óleo não apenas evita a doença cardíaca, mas pode mesmo revertê-la. Diz o dr. Esselstyn: "A placa não se desenvolve até que o endotélio, ou o forro das artérias, seja ferido — e ele é ferido toda vez que as pessoas comem carne, derivados de leite, peixe e frango. Enfatizar isso nunca é demais".

Derrame

A placa pode se acumular com o tempo nas passagens do sangue que levam tanto ao cérebro quanto ao coração. Mesmo um coágulo momentâneo pode privar o cérebro do oxigênio vital, com risco de resultar num dano permanente. A cada ano, 700 mil americanos sofrem um derrame e, para mais de 25% das vítimas, ele se mostra fatal.

Foi comprovado que uma dieta integral vegetal reduz substancialmente o risco de derrame. Na verdade, de acordo com o notável Estudo do Coração Framingham, realizado durante cinquenta anos pelo Instituto Nacional do Coração, Pulmão e Sangue dos EUA, para cada três porções de frutas e verduras que você come por dia, o risco de derrame é reduzido em 22%.

As Principais Causas de Morte...

AS DEZ PRINCIPAIS CAUSAS de morte nos Estados Unidos em 2007 (e o número de fatalidades):

- Doença do coração: 616.067
- Câncer: 562.875
- Derrame (doenças cerebrovasculares): 135.952
- Doenças respiratórias crônicas inferiores: 127.924
- Acidentes (ferimentos não intencionais): 123.706
- Mal de Alzheimer: 74.632
- Diabetes: 71.382
- Gripe e Pneumonia: 52.717
- Nefrite, síndrome nefrótica e nefrose: 46.448
- Septicemia: 34.828

Há muitas evidências mostrando que doenças do coração, câncer, diabetes, derrame e mal de Alzheimer são relacionadas nutricionalmente, então pode se dizer que a principal causa de morte nos Estados Unidos em 2007 foi a má nutrição.

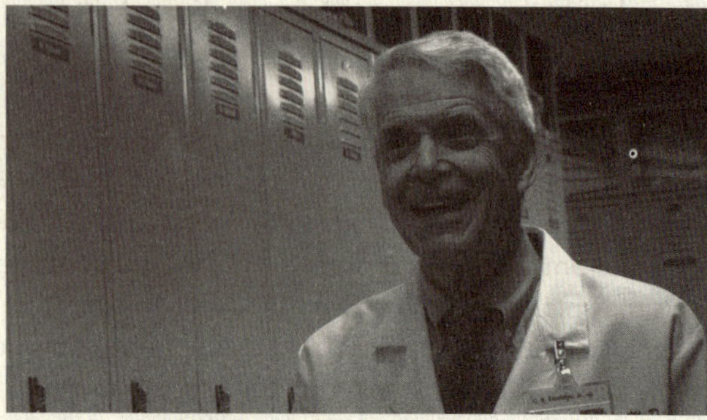

Caldwell B. Esselstyn Jr., MD

O DR. CALDWELL B. Esselstyn Jr., conhecido como Es, estudou em Yale e no Case Western Reserve. (Enquanto estudava em Yale, ele ganhou uma medalha de ouro nos Jogos Olímpicos de 1956 como membro reserva da equipe de remo dos EUA.) Foi treinado como cirurgião na Clínica Cleveland e no Hospital St. George, em Londres. Em 1968, como cirurgião do exército no Vietnã, recebeu a Estrela de Bronze.

Es *é* associado à Clínica Cleveland desde 1968, servindo como presidente de pessoal, membro do Conselho de Governantes, chefe da Força Tarefa do Câncer de Mama, e chefe da divisão de cirurgia da tireoide e paratireoide. Em 1991, atuou como presidente da Associação Americana de Cirurgiões Endócrinos; em 2005, foi o primeiro a receber o Prêmio Benjamin Spock de Compaixão na Medicina; e em 2009, recebeu o Prêmio de Graduado Ilustre da Associação de Graduados da Clínica Cleveland. Hoje, Es dirige o programa de prevenção e reversão cardiovascular do Instituto de Bem-Estar da Clínica Cleveland.

Es escreveu mais de 150 artigos científicos, e em 1995 publicou os resultados de sua pesquisa de longo prazo na interrupção e reversão da aterosclerose coronariana por meio da nutrição, em seu livro *Prevent and Reverse Heart Disease.* Ele e sua esposa, Ann Crile Esselstyn, seguem uma dieta exclusivamente vegetal *há mais de 26 anos.*

Es começou seu longo estudo depois de realizar cirurgias em muitas mulheres com câncer de mama: "Eu queria diminuir o número de pacientes em vez de simplesmente esperar a próxima chegar".

Para esse fim, Es realizou duas décadas de pesquisa global, descobrindo que, sempre que as pessoas adotavam uma dieta vegetal, o câncer e a doença cardiovascular eram raros. "Para realizar o estudo, recrutamos 24 pacientes do departamento cardiovascular da clínica, pessoas para quem se havia dito basicamente para irem para casa e se prepararem para a morte, e as colocamos numa dieta exclusivamente vegetal. Todos os que seguiram a dieta viveram sem mais problemas de doença cardíaca."

Desde então, Es prega as vantagens de uma dieta vegetal para um público que cresce lentamente. "É preciso tempo para as pessoas aceitarem a ideia", ele diz. "Mas vai acontecer. O detonador disso serão estudos maiores, tão convincentes que os especialistas *terão* de oferecer a opção da mudança de estilo de vida aos pacientes."

"Infelizmente, hoje a maioria dos médicos trata apenas os sintomas, não a causa, dando ao paciente pílulas, procedimentos e operações, que são caros e perigosos. Alguns deles dizem: 'Bem, os pacientes não mudam suas dietas'. Mas se você sentar com eles por cinco horas, como nós fazemos, e explicar exatamente o que a dieta faz, por que e como, vai descobrir que os pacientes *mudam* a dieta com sucesso. Esse tipo de cuidado restaura o pacto de confiança que precisa existir entre o responsável pelo cuidado de saúde e o paciente, que percebe que você está lhe contando absolutamente tudo que sabe sobre a doença para que ela possa ser detida ou mesmo revertida. E o paciente sente-se com o poder para isso.

"A doença cardiovascular é um tigre de papel sem dentes que não precisava existir. E, se existe, não precisava progredir. Ela é uma doença que vem da alimentação. Mude sua comida, e irá mudar sua vida."

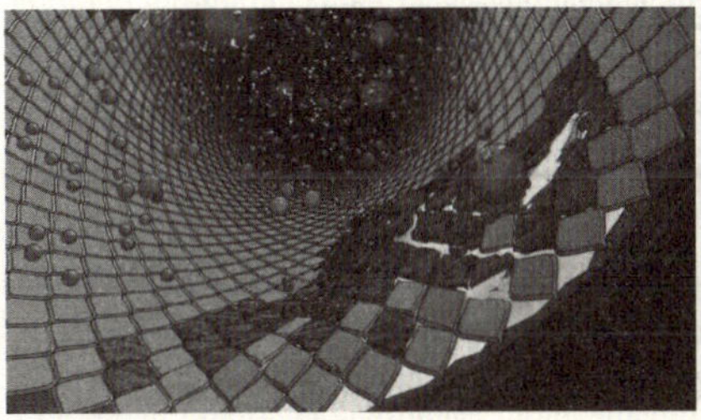

Figura 3a

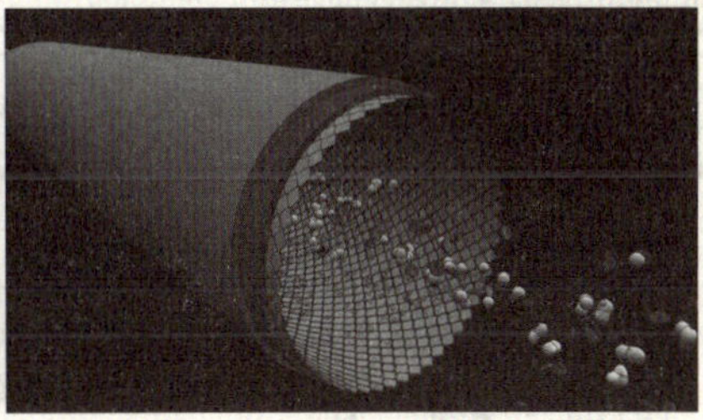

Figura 3b

Os estudos do dr. Caldwell Esselstyn corroboraram o conceito de que a dieta ocidental típica rica em óleos processados, laticínios e carne destrói nossas células endoteliais (o revestimento de nossos vasos sanguíneos) e deixa um acúmulo de placa que inibe o fluxo do sangue. A Figura 3a mostra um vaso sanguíneo com acúmulo de placa; a Figura 3b mostra o vaso sanguíneo de uma pessoa que se alimenta de vegetais.

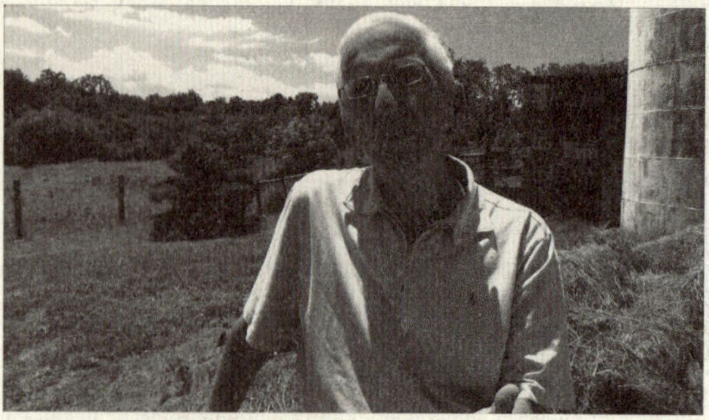

T. Colin Campbell, PhD

T. COLIN CAMPBELL cresceu numa fazenda de laticínios e foi educado na Penn State e Cornell, onde, depois de realizar pós-doutorado no MIT e ensinar na Virginia Tech, voltou para um professorado com estabilidade total em 1975. Ele também realizou serviços de consultor como conselheiro científico sênior do Instituto Americano de Pesquisa do Câncer e atualmente está no conselho consultivo do Comitê de Médicos para a Medicina Responsável. Desde 1978, é membro de vários painéis de especialistas da Academia Nacional de Ciências dos EUA sobre alimentação e saúde, e tem um professorado honorário da Academia Chinesa de Medicina Preventiva em Beijing, bem como da Universidade Shanghai Jiao Tong. Colin é Professor Emérito de Bioquímica Nutricional Jacob Gould Schurman na Universidade Cornell, e diretor do projeto Dieta e Projeto de Saúde China-Oxford-Cornell.

Colin é mais conhecido pelo livro *The China study*, *best-seller* do qual foi coautor com o filho, o dr. Thomas M. Campbell. O livro representa a culminação do trabalho de Colin bem como uma parceria de pesquisa de duas décadas da Cornell, da Universidade Oxford e da Academia Chinesa de Medicina Preventiva. Ele liga o consumo de comidas baseadas em proteínas animais com o desenvolvimento de câncer e doenças cardíacas, notando que a caseína, uma proteína encontrada no leite dos mamíferos, é "o carcinogênico mais relevante já identificado".

"O estudo foi organizado para investigar por que as taxas de mortalidade de câncer, publicadas em 1981 pelas academias médicas chinesas, eram tão variadas em partes diferentes do país, e avaliar que papel a dieta e fatores de estilo de vida podem representar nessas taxas incomuns da doença.

"Foi um trabalho gigantesco, nós coletamos dados de 130 vilarejos envolvendo 6.500 adultos e suas famílias. O que descobrimos, com base na avaliação da relação complexa entre fatores múltiplos de dieta e estilo de vida, foi que o consumo de alimentos integrais vegetais oferecia a melhor estratégia para criar saúde e evitar doenças sérias.

"A recepção a essas descobertas foi em geral positiva, embora tenha havido alguns relatórios negativos. Eu com frequência estava no centro desse debate — o que resultou em algumas consequências sérias.

"Quanto mais isso continuou, mais aprendi quão profundamente a ciência estava conectada com a indústria. Acusações sobre a minha vida pessoal e minha ética continuaram, alguém chegou a dizer que utilizara o dinheiro da minha pesquisa para fins pessoais, o que era uma mentira terrível. Outro exemplo ocorreu na Cornell, onde eu estava dando um curso bem recebido sobre nutrição baseada em plantas. Então, quando nosso livro foi publicado e eu tirei um ano para dar palestras, o curso foi retirado de forma arbitrária do currículo pelo diretor do departamento, que era um consultor da indústria de laticínios.

"Apesar dessas dificuldades, estou otimista. Quanto mais essas informações são divulgadas, mais as pessoas desfrutam de seus benefícios, mais o público vai mudar sua forma de agir. O cavalo está fora do curral, como costumamos dizer na fazenda".

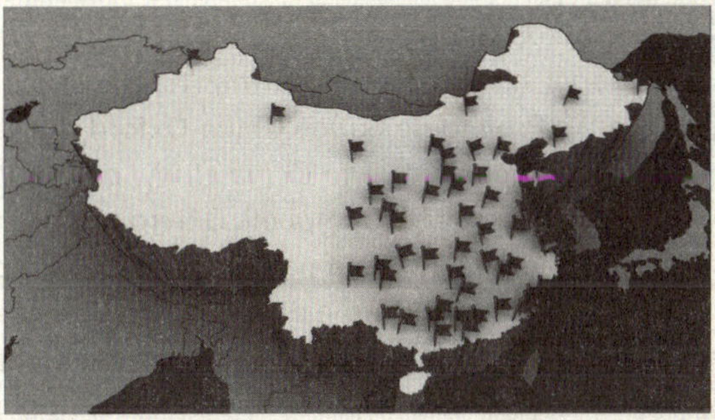

Figura 4: Em 1980, o dr. Junshi Chen, atualmente Professor de Pesquisa Sênior no Centro Chinês de Controle e Prevenção de Doenças, se juntou a Colin Campbell para criar o que o *New York Times* chamou de "o grande estudo mais abrangente já realizado sobre o relacionamento entre dieta e o risco de desenvolver doenças". Mais de 350 trabalhadores foram treinados para estudar 6.500 pessoas em 65 condados espalhados pela China (veja acima). Os resultados, publicados no livro *The China Study*, descobriu que as evidências científicas eram claras: alimentos integrais vegetais eram benéficos para a saúde humana, enquanto alimentos animais não.

Câncer

Depois das doenças cardíacas, o câncer é a principal causa de morte entre americanos; quase uma em três pessoas vai desenvolver a doença ao longo da vida. O câncer pode avançar pelo corpo sem ser detectado por anos, e muitos casos acabam sendo fatais, apesar de intervenções caras como cirurgias e remédios.

Como o seu corpo desenvolve câncer? Uma célula normal se divide e se redivide novamente pelo curso de sua vida até que os telômeros (um telômero é uma sequência de DNA que reside na ponta de um cromossomo) são encurtados ao ponto em que a reprodução não é mais possível. Pouco depois, a célula morre. No entanto, algumas células eventualmente sofrem mutação durante esse processo, o que pode criar o ambiente para o desenvolvimento do câncer. Essas células que passaram por mutação com frequência se reproduzem mais rápido do que as células normais, formando tumores e até gerando uma metástase para outras partes do corpo.

Embora um indivíduo possa ser geneticamente suscetível ao câncer, a dieta e o estilo de vida representam um papel muito maior na possibilidade de a pessoa vir ou não a desenvolvê-lo. Alguns componentes de comida, como a proteína animal, são poderosos promotores do câncer. Os alimentos derivados de leite particularmente aumentam o risco de câncer porque consumi-los provoca o aumento da produção de um hormônio chamado "fator de crescimento insulínico" (IGF-1). Níveis altos de IGF-1 provocam níveis altos de estrogênio em mulheres e de testosterona em homens, e níveis anormais desses hormônios são responsáveis pela maioria dos cânceres de mama e de próstata.

Por outro lado, alimentos baseados em plantas são cheios de nutrientes, como os fitoquímicos e antioxidantes que podem lutar contra o câncer. Comer esses alimentos auxilia o corpo a reparar células que sofreram mutação ou causar apoptose (morte das células), reduzindo seu risco de desenvolver câncer.

Diabetes

O número de casos relatados de diabetes tipo 2, que representa 90 a 95% dos casos de diabetes, está crescendo de maneira alarmante. De acordo com o Centro de Controle e Prevenção de Doenças dos EUA, há atualmente 25,8 milhões de diabéticos nos Estados Unidos; e mais de 79 milhões de pessoas são pré-diabéticas. Muito dessa taxa de crescimento é devido ao aumento da incidência de diabetes em crianças. Na verdade, pessoas jovens representam 45% dos novos casos de diabetes tipo 2.

Como resultado, a doença que costumava ser chamada de "diabetes *adulta*" é agora apenas nomeada como "diabetes tipo 2". Hoje, cerca de 186.300

americanos abaixo de vinte anos têm essa forma da doença e 2 milhões de adolescentes entre as idades de doze a dezenove têm pré-diabetes. O custo de tratar a doença aumenta em 8 bilhões de dólares a cada ano.

A visão comum da diabetes é que ela se desenvolve por causa do consumo excessivo de açúcar, mas esse não é o caso. Como o dr. Neal Barnard explica, com a diabetes tipo 2, o corpo ainda produz insulina, o hormônio que escolta a glicose para as células para que ela possa ser usada para energia, mas as células desenvolvem resistência à insulina. Como as células resistem à ação da insulina, a glicose não pode entrar nas células e se acumula no fluxo sanguíneo. Isso, por sua vez, pode causar complicações sérias.

Por que essa resistência acontece? Porque as células ficaram entupidas com lipídios ou gorduras. O benefício de mudar para uma dieta vegetal de pouca gordura é fazer as células liberarem essa gordura excessiva, o que por sua vez permite que a insulina funcione normalmente de novo. Dessa forma, a solução para a resistência à insulina é comer uma dieta vegetal de pouca gordura. Países onde as pessoas consomem uma dieta baseada em comidas saudáveis ricas em carboidratos têm a menor taxa de diabetes do mundo.

A própria pesquisa do dr. Barnard sobre intervenção dietética para a diabetes valida a eficiência dessa dieta: pacientes que foram colocados numa dieta vegetal de pouca gordura sentiram uma melhora maior do problema da diabetes do que aqueles colocados em uma dieta tradicional de gerenciamento da diabetes, que continua a permitir os produtos de carne e derivados do leite.

Mal de Alzheimer

Embora não receba tanta atenção quanto doenças como o câncer, o mal de Azheimer pode ser o mais o terrível. De início, os pacientes com Alzheimer exibem poucos sintomas – isso quando exibem –, mas a doença lentamente se converte em demência total. Não apenas os pacientes com Alzheimer sofrem com a doença; ela pode persistir por um longo tempo, o que tende a ser muito difícil para membros da família que também são responsáveis por cuidar do paciente. É por isso que medidas de prevenção são tão importantes.

A outra manifestação do Alzheimer é a falta de saúde cardiovascular. Estudos revelam que mesmo os níveis de colesterol moderadamente altos em pessoas por volta dos 40 anos podem aumentar significativamente o risco de desenvolver Alzheimer mais tarde na vida: um estudo mostrou que para aqueles que têm níveis de colesterol entre 200 e 239, o risco de desenvolver demência aumentava em 52%, enquanto para aqueles com níveis de 240 ou maior, o risco aumentava em 66%.

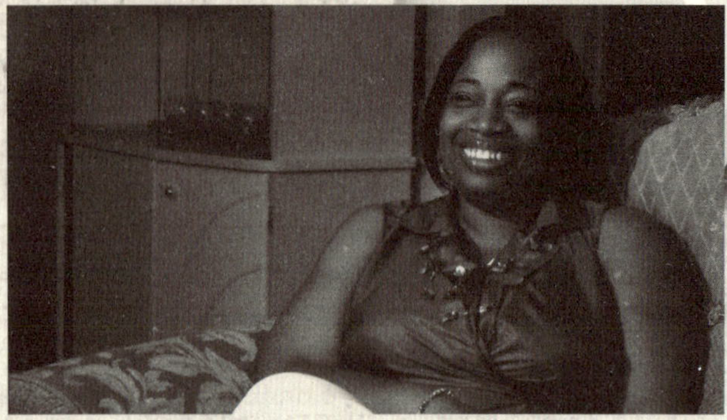

San'Dera

QUANDO SAN'DERA PRUDE*, administradora de um hospital em Cleveland, Ohio, tinha quase 40 anos, começou a sofrer sintomas incômodos – calafrios, suor, tontura, tremores – e os aguentou por vários meses antes de decidir consultar um médico. Este a informou que ela tinha hipertensão (isto é, pressão alta) e diabetes, e então lhe deu uma receita e lhe disse para "tomar cuidado com o que comia".

San'Dera saiu do consultório médico sem saber com o que ela deveria "tomar cuidado", e, de qualquer forma, provavelmente não importava, porque ela estava numa negação profunda de seu problema. Ela contava com pílulas para compensar quaisquer sintomas e continuou comendo o que queria quando queria, o que fazia com que ganhasse bastante peso, deixando-a desconfortável e deprimida.

Lutando para perder o excesso de peso, San'Dera tentou várias dietas rápidas, mas sempre acabava voltando para sua alimentação costumeira de ovos mexidos com queijo, linguiça e bacon, rabanada e hambúrgueres de fast-food e refeições rápidas repletas de gordura do refeitório no trabalho.

San'Dera estava desesperada para quebrar o ciclo de sua excessiva alimentação causada pelo estresse de seu diagnóstico e da depressão. Um dia, ela rezou: "Você tem que fazer algo, você tem que fazer algo. Senhor, me ajude". E no dia seguinte San'Dera foi abordada para fazer parte de um

* Antes do casamento, ela apareceu no filme *Garfos em vez de facas* como San'Dera Nation.

documentário sobre o poder da intervenção dietética (*Garfos em vez de facas*) e foi encaminhada para o dr. Caldwell B. Esselstyn, Jr.

O dr. Esselstyn recomendou que San'Dera abandonasse a carne, produtos derivados do leite e alimentos processados e começasse uma dieta integral vegetal sem açúcar refinado nem *óleos adicionados*. Isso era uma exigência difícil, dados os hábitos alimentares dela, mas San'Dera concordou e se encontrou com frequência com o dr. Esselstyn. Dentro de poucas semanas, ela se sentiu melhor do que havia se sentido em anos, e seus níveis de açúcar no sangue haviam retornado ao normal. Quando o filme terminou, os sintomas de San'Dera tinham desaparecido e ela parou todos os medicamentos. Ainda melhor, seu novo marido se juntou a ela na dieta e não apenas perdeu peso, mas foi capaz de abandonar seus próprios medicamentos de diabetes.

Pesquisas ainda têm de produzir uma cura para o Alzheimer, mas estudos mostraram de maneira consistente as virtudes de uma dieta preventiva vegetal. Durante o Congresso Mundial de Alzheimer de julho de 2000, por exemplo, pesquisadores apresentaram resultados de um estudo realizado entre 1993 e 1999 que examinou 5.395 indivíduos com idade de 55 anos ou mais. "Em média", o relatório concluiu "pessoas que permaneceram livres de qualquer forma de demência haviam consumido quantidades mais altas de beta-caroteno, vitamina C, vitamina E e verduras do que pessoas que tinham desenvolvido Alzheimer.""

Disfunção Erétil

Infelizmente, mais e mais homens estão sofrendo com disfunções eréteis numa idade cada vez mais jovem. Os fabricantes de remédios construíram um negócio bilionário em torno desse problema. Apenas uma pílula de Viagra pode custar até 15 dólares. Usar Viagra duas vezes por semana pode custar até 1.500 dólares por ano, e ainda não há disponível versões genéricas dos medicamentos mais vendidos. Apesar do custo, esses medicamentos nem sempre funcionam; metade dos homens que os tomam relatam serem ineficientes. E os efeitos colaterais incluem desconforto estomacal, dor na bexiga, urina com sangue, tontura, diarreia e dor ao urinar.

A disfunção erétil é com frequência o primeiro sintoma de doença cardiovascular. O dr. Terry Mason chama isso de "o canário na mina de carvão" avisando que você tem doença vascular. E, como o dr. Mason diz: "Se você tem doença vascular em algum lugar, você tem em todo lugar".

Uma dieta vegetal não apenas é bem mais barata do que o Viagra e remédios semelhantes, mas também resulta em uma solução permanente para disfunção erétil sem quaisquer efeitos colaterais negativos. Há benefícios incríveis para se desfrutar ao se comer bem!

Muitos outros problemas de saúde são afetados pela dieta. Um problema final a se considerar aqui é o excesso de peso, que se encontra entre as epidemias mais visíveis (e mais perigosas) dos Estados Unidos. Uma cintura se expandindo é um fator significativo em quatro das principais causas de morte: doença cardíaca, derrame, diabetes e câncer. As mesmas dietas não saudáveis que causam a obesidade promovem a formação de placas nas passagens sanguíneas, o fator-chave de um ataque cardíaco ou derrame. Além disso, o Instituto Nacional do Câncer dos EUA concluiu que muitas formas de câncer, em particular de cólon, mama, endométrio, rim e esôfago, estão diretamente ligados a obesidade.

A medicina moderna fez pouco progresso em tratar doenças degenerativas comuns. Todos os anos, milhões de pessoas morrem de doenças que são completamente evitáveis; mais de um milhão de americanos morrem todos os anos de doenças do coração e de câncer. Mas a realidade é que a maioria dessas enfermidades pode ser evitada e até mesmo tratada com simples escolhas de estilo de vida.

O fato de tantas doenças serem dependentes da dieta é o motivo pelo qual, para a saúde e a cura, é bem melhor contar com a comida (isto é, seu garfo) do que com a cirurgia (isto é, a faca do cirurgião). Colocando de forma simples: garfos em vez de facas.

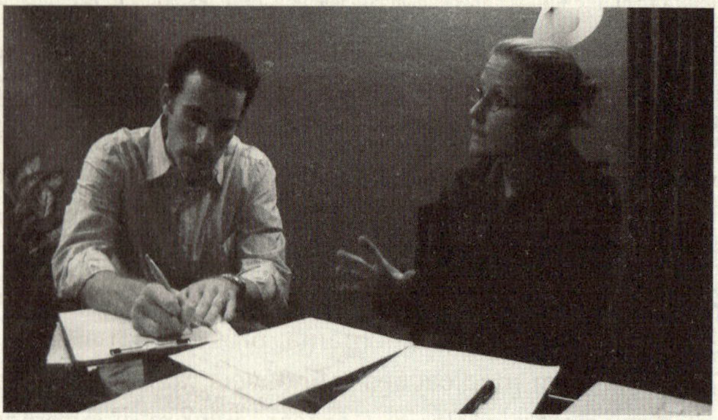

Alona Pulde, MD, e Matthew Lederman, MD

ALONA PULDE, uma nativa da Califórnia, sempre quis ser médica: "Talvez tenha algo a ver com o kit de médico que meus pais me deram no meu aniversário de 4 anos." Ela completou seu treinamento preliminar em medicina na UCLA em 1996; mais tarde, seu interesse em tratamentos alternativos a levou a buscar um mestrado em medicina tradicional chinesa. Ela então completou o doutorado em medicina em prática familiar no Albany Medical College em 2004.

Quando Alona tinha 30 anos, seu pai faleceu. "Com todo meu treinamento e todo meu conhecimento, não pude entender como um homem saudável feito o meu pai podia morrer de repente de ataque cardíaco aos 55 anos", ela diz. Lendo as obras de Colin Campbell e dos drs. John McDougall e Caldwell Esselstyn sobre a relação entre a dieta e a saúde, ela veio a perceber e promover a importância de uma dieta integral de baixa gordura baseada em plantas como parte essencial do consultório médico que havia criado com o marido, Matt. Hoje, o casal está trabalhando com o Whole Foods Market para ajudar a desenvolver e supervisionar a implementação dos programas de saúde e bem-estar da companhia.

Matt, que é certificado em medicina interna especializado em medicina nutricional e de estilo de vida, cresceu na Filadélfia e tem um diploma de ciência da Universidade Michigan e um doutorado em medicina da Escola de Medicina da Temple University. Como sua esposa, Matt "nunca realmente pensou em ter outra profissão" que não a medicina. "Sempre achei que ia ser um cardiologista, como meu pai. Mas eu me desiludi. A medicina que eu estava praticando tinha muito pouco a ver com curar de verdade as pessoas, que era minha motivação original para me tornar um médico."

Alona e Matt dizem: "Se você não mudar para uma dieta vegetal, vai aumentar de maneira significativa seu risco de doença. Falando de maneira simples, você vai ficar mais doente e vai morrer mais jovem.

"Pessoas que não fazem a mudança correm o risco de se tornar bastante obesas e gravemente sem condicionamento físico. É só uma questão de tempo antes que você sucumba a uma ou mais doenças crônicas. A dieta padrão americana realmente vale uma morte lenta e dolorosa de diabetes? Função motora diminuída por causa de uma artrite debilitante? Exacerbadores cânceres do cólon, mama, próstata e mais? Um ataque cardíaco? Ou terminar com medicações infindáveis, todas com sua lista interminável de efeitos colaterais? Por que arriscar a ter miniderrames, pequenos derrames grandes o suficiente para provocar mudanças nas funções cognitivas, ou pior, derrames maiores capazes de lhe roubar a capacidade de funcionar e interagir com seus entes queridos para sempre?

"Seguir a dieta americana é uma viagem só de ida para uma morte lenta e dolorosa que com frequência começa no que deveria ser o auge da sua vida. Ou você pode mudar para uma dieta vegetal e parar esse trem desgovernado antes que ele saia dos trilhos".

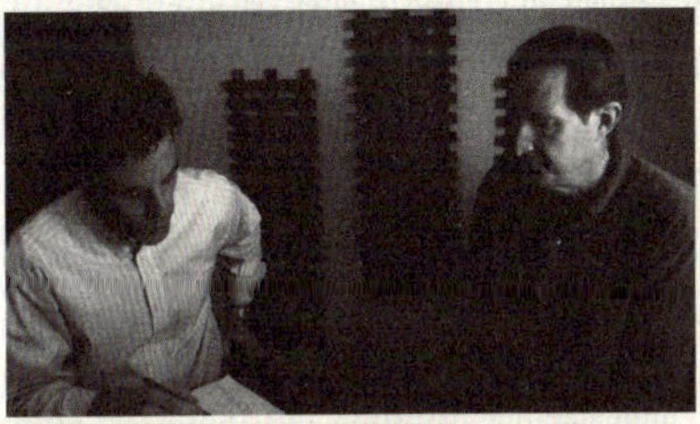

Lee Fulkerson é o escritor e diretor de *Garfos em vez de facas*. Como alguém que admite ser um "comedor não saudável", ele se consultou com os drs. Matt Lederman e Alona Pulde, que imediatamente o colocaram numa dieta vegetal. Abaixo estão os resultados: Depois de treze semanas, Lee perdeu 9 quilos, sua pressão sanguínea caiu de maneira significativa, seu colesterol total foi de 241 para 154 e seu LDL (ou colesterol ruim) caiu de 157 para 80.

Os resultados dos exames de Lee Fulkerson antes e depois de 13 semanas de dieta integral exclusivamente vegetal

	ANTES	DEPOIS
Peso	105 quilos	96 quilos
Pressão sanguínea	142/82	112/70
Pulso em descanso	92	60
Colesterol total	241	154
LDL	157	80
CRP*	6	2.8

* Mede a inflamação no coração e vasos sanguíneos.

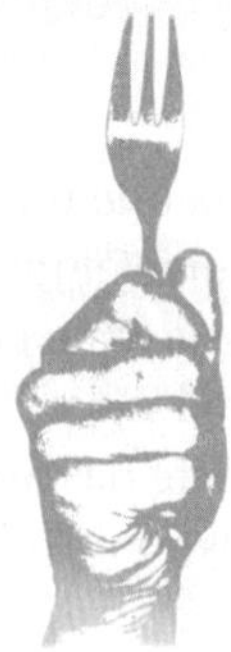

BOM PARA OS ANIMAIS

É evidente o impacto poderoso de uma dieta vegetal sobre a saúde humana. A nossa dieta, entretanto, tem outros efeitos que ultrapassam a saúde pessoal, levantando questões sobre a relação entre o homem e os animais, especialmente sobre a forma como tratamos aqueles que domesticamos em proveito próprio e os que capturamos na natureza para nos servir de alimento.

FAZENDAS DE GADO

Houve um tempo em que a vida na fazenda evocava imagens de fazendeiros risonhos, queimados de sol, supervisionando vastas extensões de pastagens ondulantes, com galinhas perambulando livremente perto do celeiro, ciscando grãos frescos e botando ovos ao seu bel prazer, enquanto a vaca da família vagueava perto do galinheiro, com um sino de metal pendurado no pescoço, balançando preguiçosamente.

O trabalho na fazenda mudou. Hoje, em nome de maximizar lucros e de aumentar a produção, a maior parte da carne provém de fazendas industrializadas, enormes armazéns industriais estufados com milhares de perus, galinhas, vacas, porcos e outros animais. Tais fornecedores lutam pela maximização da eficiência, criando grandes quantidades desses animais num curto espaço de tempo.

No passado, levava dois anos para que um bezerro atingisse o tamanho requerido para o abate. Aos olhos de uma empresa, esse período de crescimento representa um custo geral indireto substancial, já que os animais precisam ser constantemente alimentados e tratados contra doenças. A fim de reduzir esse período de crescimento, a maior parte das fazendas de gado emprega estimulantes de crescimento artificiais, tais como o rBGH (hormônio de crescimento bovino recombinante – HCBr), que permite que os animais desenvolvam a musculatura muito mais rapidamente do que o normal. Embora a União Europeia tenha banido o uso de hormônios estimulantes do crescimento, aproximadamente dois terços de todo o gado de corte nos Estados Unidos são tratados com eles. Na verdade, os Estados Unidos são a única nação desenvolvida que permite o uso do rBGH para aumentar a produção de leite das vacas leiteiras.

Infelizmente, nas fazendas industrializadas, os animais são levados ao seu limite biológico e submetidos a tremendos níveis de estresse. Assim como outros animais criados nas fazendas industrializadas, as vacas leiteiras suportam duras exigências e estão sujeitas à exaustão e à doença. Ao alimentá-las com ração altamente energética e ao injetar-lhes hormônios de crescimento, os fazendeiros conseguem obter maior quantidade de leite. Uma vaca normal produz hoje cerca de cerca de 45 quilos de leite por dia, dez vezes mais do que produziria naturalmente. Embora as vacas possam viver até vinte anos ou mais, muitas daquelas criadas em fazendas desse tipo mal conseguem andar no quarto ano de vida.

As galinhas poedeiras são, com frequência, acondicionadas em gaiolas de forma tão apertada que não podem se movimentar ou nem mesmo bater as asas. As grosseiras gaiolas de arame são alinhadas e empilhadas em imensos depósitos industriais. Quando são ainda frangos, as galinhas são submetidas a um processo conhecido por debicagem, procedimento que envolve corte de osso, cartilagem e tecido para remover parte do bico — uma precaução necessária em muitas fazendas industrializadas, onde o abarrotamento das gaiolas provoca ataques durante os quais as aves se bicam umas às outras.

Os bezerros criados para a produção de carne de vitela são, em geral, separados da mãe imediatamente após o nascimento e confinados em baias que medem apenas cerca de 60 cm de largura, com os movimentos restringidos por correntes no pescoço. Os machos são castrados sem anestésicos.

O custo de cada metro quadrado de espaço é calculado com critério para a maximização dos lucros, o que faz que os porcos também sejam mantidos apertados uns contra os outros, respirando continuamente os gases nocivos provenientes de seus excrementos.

No abatedouro, as galinhas são dependuradas ainda vivas pelos pés com braçadeiras. Uma vez que as aves estão excluídas das regras da Humane Methods of Livestock Slaughter Act [Lei para o Abate de Gado segundo Métodos

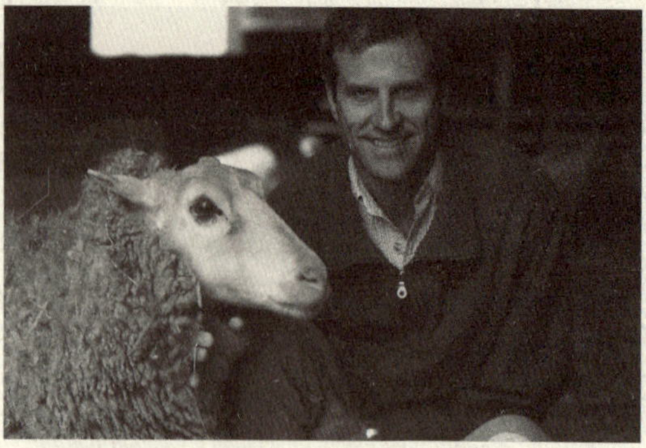

Gene Baur

GENE BAUR, natural da cidade de Los Angeles, se formou pela Universidade do Estado da Califórnia, em Northridge, em 1985, e mais tarde cursou o mestrado em economia agrícola em Cornell. O cofundador e presidente da Farm Sanctuary, a principal organização americana de proteção aos animais criados em fazendas, é o autor do *best-seller Farm Sanctuary: Changing hearts and minds about animals and food* [Santuário da Fazenda: como mudar corações e mentes em relação aos animais e à alimentação]. Gene fez fotos e vídeos sobre centenas de fazendas, currais e abatedouros a fim de expor incontáveis exemplos de atrocidades praticadas em fazendas industriais; seu trabalho tem sido divulgado pelos principais veículos de informação.

Gene também tem ajudado na introdução de legislação destinada a impedir maus-tratos a animais de fazenda ao se pronunciar em tribunais e perante entidades legislativas locais, estaduais e federais; ele exerceu um papel importante na promulgação das primeiras leis americanas a proibirem métodos cruéis nas fazendas, inclusive a proibição das baias gestacionais na Flórida, a proibição da carne de vitela e das baias gestacionais no Arizona e a proibição do *foie gras* na Califórnia.

Desde pequeno, Gene sabia que queria ajudar os outros. "Meus pais são católicos muito conservadores, e cresci com uma forte dose de princípios católicos", ele lembra. "Nem tudo ficou, mas alguns dos princípios básicos, como 'Não matarás' continuam importantes — e esses valores, fortalecidos pela música *folk* que descobri durante o ensino médio, se sedimentaram em mim."

Durante o ensino médio, Gene trabalhou como voluntário com crianças em estado terminal em hospitais pediátricos; na faculdade, trabalhou com adolescentes problemáticos e, mais tarde, com grupos ambientalistas e de interesse público. Mais tarde, Gene se envolveu com o movimento embrionário que promovia o tratamento ético dos animais e, com sua esposa à época, fundou o Farm Sanctuary. "Em meados da década de 1980, essa era a questão mais significativa para mim – e que não estava recebendo a devida atenção.

"Ao longo dos anos, tenho visto coisas horripilantes – gente sendo extremamente cruel com os animais, tornando-se monstros. Lembro-me certa vez de ter assistido a uns sujeitos num curral usando espetos eletrificados para tanger as vacas pelos cercados, com um deles aplicando choques nos genitais de uma vaca — causando-lhe dor por simples diversão.

"Essa é uma das coisas mais atemorizantes que vemos — pessoas nessa indústria adotando comportamento puramente sádico. Aqueles que trabalham nesses lugares não olham os animais, que não passam de pedaços de carne para eles. Os que trabalham em abatedouros se acostumam com o ato de matar, a pensar em violência como algo normal."

"Mas não temos apenas más notícias. Quando tivemos nossa primeira fazenda em Watkins Glen, Nova York, um criador de peles morava do outro lado da rua. Sentíamo-nos infelizes com isso, mas éramos sempre amistosos e o convidávamos para nossos eventos. Alguns anos mais tarde, ele nos procurou e disse: 'Não quero mais matar animais dessa forma' e abandonou o mercado de peles.

"Isso é que faz o trabalho valer a pena. Os visitantes chegam à fazenda e partem mudados. Eles se dão conta de que somos aquilo que comemos. Quando comemos carne, comemos sofrimento. Esses animais só conhecem a crueldade desprezível ao longo de toda a vida. São abatidos de forma violenta, e os consumidores de carne ingerem isso. Para mim, é impossível acreditar que um alimento que é produto de violência e sofrimento possa ser benéfico para nós".

Humanitários], o atordoamento anterior ao abate não é necessário. Caso o cortador automático não decepe completamente o pescoço, as aves são mortas por outros meios ou submersas vivas no escaldadouro utilizado para soltar as penas, que são posteriormente retiradas.

Em suma, em 2008, o número de animais mortos para satisfazer o paladar dos americanos foi de 8,56 bilhões ou em média 29 animais por americano consumidor de carne. O número total de animais mortos em terra e mar foi de aproximadamente 80 bilhões ou 270 por americano consumidor de carne e peixe – o que significa um número médio de 21 mil animais consumidos por americano ao longo da vida. Embora o total de animais mortos para alimentar os americanos tenha decrescido levemente nos últimos anos, o número dos abatidos nos Estados Unidos na verdade se ampliou devido ao crescimento das exportações americanas de carne. Os Estados Unidos, detentores de 5% da população mundial, respondem por cerca de 20% dos animais mortos para consumo alimentar no mundo todo.

O PROBLEMA COM OS PEIXES

A partir de estudos sobre o sistema sensorial dos peixes, que incluem a estrutura e a funcionalidade do cérebro, os cientistas compreenderam há muito tempo que eles são suscetíveis à dor e ao sofrimento. Isso quer dizer que os receptores de dor do peixe reagem a anzóis farpados da mesma forma que os do pescador amador que acidentalmente se fere com o anzol. Peixes de alto-mar capturados por redes de emalhar podem ficar aprisionados por dias; a descompressão súbita pode matar os que forem içados muito rapidamente das águas profundas e outros ainda não sobrevivem simplesmente por terem sido capturados. Os que conseguem chegar vivos ao convés do navio são ali deixados até sufocar ou são abertos por corte. As redes de cerco são usadas para capturar peixes grandes, como atum, bacalhau e haddock, que estão inteiramente conscientes quando suas brânquias são lancetadas e o corpo é eviscerado. Por outro lado, a pesca de arrasto pelo fundo é um dos mais danosos métodos em termos ambientais, por destruir corais em extinção conforme o arrastão varre o fundo do mar indiscriminadamente, à semelhança do madeireiro que desmata uma floresta.

A história é pior para os peixes criados em cativeiro. Assim como acontece com as galinhas nas gaiolas enfileiradas, eles enfrentam densidades elevadas de estocagem que resultam em ferimentos e mortalidade e são deixados sem alimento por uma semana antes do abate para limpar o intestino. Assim como no caso de animais de terra firme usados como alimento, não há regulamentação federal protetora para a criação ou a captura de peixes.

O QUE VOCÊ PODE FAZER

Dois fatos são indiscutíveis: no mundo inteiro o número de fazendas de gado empregadas para produzir alimento cresce de modo avassalador e o tratamento dado a esses animais vem se tornando cada vez mais desumano.

A produção de alimentos vegetais, tais como, grãos, legumes, castanhas, sementes e frutas é mais eficiente do que os alimentos animais; consequentemente, a população do resto do mundo consome, *per capita*, menos produtos de origem animal do que a população dos países mais afluentes. Entretanto, isso está se modificando com o aumento da renda *per capita* e com a previsão do crescimento da população mundial de 6,5 bilhões para 9 bilhões de habitantes em 2050. À medida que a renda aumenta, as pessoas comem mais alimentos de origem animal.

Segundo previsão da FAO [Organização das Nações Unidas para Alimentação e Agricultura], o consumo de carne vai mais que dobrar por volta de 2050 e o consumo de leite crescerá cerca de 80% durante esse período.

Os Estados Unidos não dispõem de legislação federal para proteção dos animais criados nas fazendas. O Animal Welfare Act [Ato de bem-estar animal], de 1970, que estabelece os padrões para o confinamento de animais, exclui aqueles destinados à alimentação. O Humane Slaughter Act [Ato de Abate Humanitário] não se aplica a coelhos, peixes, pássaros, ainda que as galinhas representem a grande maioria de animais terrestres abatidos para o consumo alimentar nos Estados Unidos. A maior parte das leis estaduais "humanitárias" exclui as "práticas agrícolas padrão", o que significa que a crueldade não é definida pelo grau de sofrimento imposto aos animais, mas se o dito tratamento é considerado como parte normal da atividade pecuarista nas fazendas.

Como consequência, todas as práticas cruéis mencionadas neste capítulo são legais.

A recente exposição da extensão e magnitude do sofrimento das criações de animais feita por ativistas gerou uma reação coordenada pelo *lobby* da agropecuária no âmbito federal. A posição defendida por eles aparece bem sintetizada em um artigo do New York Times, intitulado "Estados buscam proibir os esforços para denunciar maus-tratos nas fazendas" (14 de abril de 2011). Não é erro tipográfico. Os legisladores da Flórida, de Minnesota e de Iowa não estão trabalhando em prol da proibição dos maus- tratos nas fazendas, mas sim pela proibição de *denunciar* os maus-tratos nas fazendas.

A melhor forma de reduzir o sofrimento desses animais é também a melhor forma de melhorar sua saúde: alimente-se com uma dieta vegetal. Simples assim!

BOM PARA O MEIO AMBIENTE

As condições sob as quais o gado é criado e abatido estão lentamente vindo a público — muito lentamente, e com crescente resistência por parte das próprias fazendas. Há, porém, outras consequências de uma alimentação de origem animal, que estão tendo efeitos bem mais amplos, de ordem planetária — efeitos estes que podem colocar em risco não só os animais nas fazendas como também o planeta como um todo.

OS ALTOS PREÇOS DAS FAZENDAS INDUSTRIALIZADAS

O aquecimento global

As Nações Unidas determinaram que a criação de gado para fins alimentícios gera mais gases que colaboram com o aquecimento climático do que todos os veículos emissores de dióxido de carbono juntos — em outras palavras, vacas são piores do que carros. Alguns dados assustadores: o setor pecuário responde por aproximadamente 10% de todas as emissões de dióxido de carbono provocadas pelo homem, 37% das emissões de metano (o metano é perto de 23 vezes mais poderoso do que o CO_2 como gás de efeito estufa). O setor também produz 65% das emissões de óxido nitroso (o óxido nítrico é 296 vezes mais poderoso do que o CO_2) e 64% das emissões de amônia provocadas pelo homem, um fator que contribui significativamente para a chuva ácida.

Enquanto o CO_2 responde por basicamente metade das emissões de gás de efeito estufa provocadas pelo homem desde a Revolução Industrial, o metano e o óxido nítrico (ambos liberados pelo processo digestivo natural do gado) são responsáveis por um terço.

Conjuntamente, as criações de gado são em si responsáveis por um quinto de todos os gases de efeito estufa gerados pelo homem — e esse número não inclui as emissões de carbono resultantes da enorme infraestrutura necessária ao transporte do gado. Um relatório publicado pela *New Scientist* estimou que o uso de um carro flex poderia poupar a emissão de uma tonelada de CO_2 por ano. Por outro lado, a adoção de uma dieta vegetal pouparia aproximadamente uma tonelada e meia em um período semelhante.

De acordo com um recente estudo alemão, uma dieta carnívora responde pela emissão de gases de efeito estufa sete vezes maior do que uma dieta exclusivamente vegetal.

Desmatamento

Em 2011, as atividades de pecuária responderam pelo uso de 30% de toda a superfície de terra do planeta — a maior parte da qual foi desmatada para a criação de pastagens. Por exemplo, aproximadamente 70% da terra desmatada na Amazônia é explorada para pastoreio, causando a destruição de ecossistemas frágeis e aumentando a liberação excessiva de dióxido de carbono na atmosfera. Isto porque, diferentemente das árvores plantadas, que capturam e armazenam CO_2, as árvores abatidas liberam o gás.

A cada minuto, uma área correspondente a sete campos de futebol é destruída na Amazônia. Para cada hambúrguer produzido a partir de animais criados em terreno de floresta tropical, foram destruídos cerca de 5 metros quadrados de floresta.

Excrementos

Grande parte desses problemas é intensificada pela ineficiência inerente à indústria da pecuária. O processo da criação de animais para o abate é muito menos eficiente do que a colheita direta das mesmas plantações para o consumo humano. Há estudos que demonstraram que uma pessoa que vive exclusivamente de produtos de origem animal precisa de dez vezes mais quantidade de terra do que aquela que cultiva seu próprio alimento vegetal.

De acordo com um relatório apresentado em 1997 pela Comissão de Agricultura do Senado dos EUA, os animais criados para abate produzem 130 vezes mais dejetos do que a população do mundo inteiro. Nossos dejetos são quimicamente tratados em usinas sanitárias, mas os dejetos animais não: em geral, eles são espalhados sobre a terra, e então grande parte acaba por poluir o lençol freático ou os cursos d'água.

Poluição das águas

Há um número equiparável de questões relacionadas ao uso da água. A agência de proteção ambiental dos EUA estima que cada 450g de carne processada necessita de 9,5 mil litros de água. Compare-se isso com os 950 litros necessários para 450g de soja ou os 95 litros para 450g de trigo.

E há ainda as questões relacionadas à água em si. Grande parte da terra cultivada exclusivamente para alimentar o gado está saturada de pesticidas e fertilizantes usados para acelerar ao máximo o crescimento das plantações. Esses aditivos químicos não desaparecem — eles se infiltram no lençol freático e deságuam nos rios e oceanos. Uma vez na água, criam espumas químicas tóxicas que esgotam o oxigênio, matando peixes e outros animais.

Para culminar, os excrementos do gado acabam por contaminar o suprimento de água com hormônios e antibióticos expelidos pelos animais.

Além disso, há a questão da quantidade de água necessária para a criação de animais para fins alimentícios. No mundo inteiro, o uso da água é de duas a cinco vezes maior nas plantações destinadas a pastagens do que nas plantações comuns. O suprimento mundial de água doce não é equitativamente distribuído e, com o aumento da demanda, os pesquisadores preveem que, por volta de 2025, 64% da população mundial viverá em bacias hidrográficas deficitárias. Nos Estados Unidos, a criação de animais para alimento consome mais da metade de toda a água usada e 80% dos recursos hídricos do país são usados na agricultura.

Resumindo, a indústria da carne causa mais poluição na água nos Estados Unidos do que todas as outras indústrias reunidas. Segundo o artigo escrito por Barry Popkin, professor de nutrição da Universidade da Carolina do Norte, e publicado nos *Archives of Internal Medicine*, "nos Estados Unidos, a produção pecuária responde por 55% do processo de erosão, 37% dos pesticidas aplicados, 50% dos antibióticos consumidos e um terço da liberação total de nitrogênio e fósforo na água de superfície".

O esgotamento da pesca

Não é apenas a água, mas a vida dentro dela que é prejudicada: as tecnologias avançadas de pesca e a pesca de arrasto pelo fundo provocaram um aumento maciço na pesca mundial, deixando 76% dos estoques de peixe completamente explorados, superexplorados ou exauridos. Devido ao extermínio dos peixes de alto-mar mais procurados, a indústria se voltou para os peixes de cativeiro, que precisam ser alimentados: os pescadores estão mirando mais abaixo da cadeia alimentar marinha, capturando até vinte peixes de alto-mar como matéria-prima para cada peixe carnívoro que criam. Desde 2010, os dez principais tipos de peixe hoje consumidos nos Estados Unidos são criados em cativeiro.

Espécies ameaçadas de extinção

Não são apenas os peixes que estão desaparecendo: no mundo todo, estamos perdendo espécies de animais num ritmo que nos levará a um estado de extinção em massa — fenômeno que ocorreu por cinco vezes durante os últimos 540 milhões de anos. Entre suas principais causas estão a destruição do habitat, a pesca indiscriminada, a caça, a poluição e a desertificação. O extermínio sistemático de baleias, lobos, tubarões, tigres, leões-da-montanha e outros predadores também provoca mudanças irreversíveis ao longo de toda a cadeia alimentar.

Poderemos em breve assistir à sexta extinção em massa da história da Terra e será a primeira causada pelo homem. Os pesquisadores atribuem tal crise a "fatores estressantes ecológicos múltiplos e atípicos de alta intensidade, que incluem a mudança climática rápida e incomum". A extinção da vida marinha é a mais acelerada: os cientistas projetam o colapso das populações de todas as espécies de peixes e frutos do mar comercializados por volta de 2048.

Erosão do Solo

De longe, as fazendas são as principais causadoras da erosão do solo, e essa erosão — o solo arável misturado com agroquímicos e excremento animal — acarreta diretamente a sedimentação e poluição de poços, reservatórios, lagos e oceanos. De acordo com cientistas do International Food Policy Research Institute [Instituto de Pesquisa Política Internacional de Alimentos], cerca de 40% da terra cultivável do planeta encontra-se seriamente degradada. A criação de animais responde por algo em torno de 55% da erosão do solo e este vem sendo exaurido a uma taxa 10 a 40 vezes maior do que a de sua recomposição. Considerando que o gado bovino começou a dominar as planícies americanas há 140 anos, mais da metade do solo cultivável do oeste dos Estados Unidos foi perdida.

O QUE VOCÊ PODE FAZER

De acordo com um estudo da Universidade de Chicago feito em 2006, a dieta do cidadão americano médio retira 47% de suas calorias de produtos de origem animal. Isso conduz a uma "pegada" (ou impacto) de carbono de 2,52 toneladas de emissões de CO_2 por pessoa por ano. Aqueles que apreciam especialmente a carne vermelha — que obtêm, digamos, 50% de sua ingestão calórica de filés e semelhantes — têm uma pegada de carbono de 3,57 toneladas.

Caso o típico consumidor de carne americano reduzisse a ingestão de produtos animais para 25% do total de calorias, sua pegada de carbono seria reduzida em aproximadamente uma tonelada. A adoção de uma dieta exclusivamente vegetal significaria uma redução de duas toneladas de emissões de carbono. Na verdade, se todo americano simplesmente reduzisse o consumo de frango a uma refeição por semana, a economia de CO_2 equivaleria à retirada de 500 mil carros de circulação.

Considere o seguinte: se toda a população dos Estados Unidos adotasse uma dieta à base de plantas por apenas um dia, a nação preservaria os seguintes recursos*:

- 380 bilhões de litros de água potável, o suficiente para cada pessoa em cada residência de Nova Inglaterra por quase quatro meses.
- 680 toneladas de colheitas, suficientes para alimentar a população do Novo México por mais de um ano.
- 265 mil litros de gasolina, suficientes para abastecer todos os carros no Canadá e no México.
- 33 toneladas de antibióticos.

Por outro lado, seriam evitados os seguintes prejuízos ambientais:

- 1,2 milhão de toneladas de emissões do CO_2 de efeito estufa
- 3 milhões de toneladas de solo erodito.
- 4,5 milhões de toneladas de excremento animal.
- 7 toneladas de emissões de amônia.

Em termos mundiais, o gado criado em fazendas consome 756 milhões de toneladas de grãos. De acordo com Peter Singer, bioético de Princeton, uma quantidade equivalente seria suficiente para prover os 1,4 bilhão de pessoas que vivem em pobreza extrema com aproximadamente 1,4 kg de grãos por dia — duas vezes mais que a quantidade necessária para sobreviver. Além disso, essa estatística não inclui os 225 milhões de toneladas de soja produzidos anualmente, quase toda ela consumida pelas criações das fazendas.

"O mundo não está com escassez de comida", afirma Singer em seu livro *The Life You Can Save* [A vida que podemos salvar]. "O problema é que nós — os relativamente afluentes — encontramos uma forma de consumir de quatro a cinco vezes mais comida do que seria necessário se tivéssemos de comer as colheitas que plantamos diretamente."

Albert Einstein sintetizou isso de forma primorosa: "Nada beneficiará tanto a saúde humana e aumentará as chances de sobrevida na terra como a evolução para uma dieta vegetariana".

---

* Compilado de relatórios científicos de Noam Mohr, físico do Instituto Politécnico da Universidade de Nova York.

PARTE DOIS

A alimentação segundo GARFOS EM VEZ DE FACAS

Agora que você conhece as vantagens de uma dieta com alimentos integrais e vegetais, é hora de começar a preparar refeições que se adaptem a ela. A seguir, você encontrará dicas que poderá usar para aprender mais sobre a boa nutrição, tornando-se um comprador inteligente, abastecendo sua cozinha e migrando para uma dieta vegetal saudável.

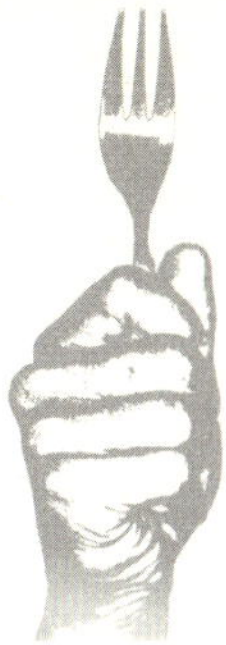

LENDO AS INFORMAÇÕES NUTRICIONAIS

Em um mundo ideal, todos comeriam apenas alimentos integrais, apresentados sem nenhum tipo de embalagem plástica e, portanto, sem aquela enorme lista de ingredientes especificando o que está contido nela – alguns ingredientes bons, a maior parte ruim, e outros simplesmente misteriosos, tais como compostos estranhos que soam menos como comida e mais como algo elaborado em um laboratório de química.

No mundo real, entretanto, mesmo aqueles que se consideram saudáveis, adeptos da alimentação integral há anos, consomem alguns alimentos com múltiplos ingredientes, portanto, que são processados em certo nível. Alguns desses alimentos chegam a conter aqueles ingredientes misteriosos.

A lista de ingredientes é o texto mais importante da embalagem de um produto porque mostra, em ordem decrescente de peso, tudo que você está prestes a colocar para dentro do corpo. Esteja atento à manipulação no rótulo. Por exemplo, os fabricantes costumam alterar as listas de ingredientes de modo a parecer que certos componentes constem em quantidades menores do que realmente estão. Isso acontece com maior frequência com os açúcares. Numa prática comumente conhecida como "fragmentação de ingredientes", os fabricantes usam mais de um tipo de adoçante, tal como açúcar de cana, xarope de milho, açúcar de beterraba, frutose, e assim por diante, de modo a empurrar aquilo que deveria ser um ingrediente do topo da lista (por ex.: montes de açúcar) mais para o final, fazendo com que os ingredientes saudáveis apareçam em primeiro lugar.

Da mesma forma, espere pelo inesperado. Alimentos que você imagina serem integrais e saudáveis podem não ser. Por exemplo, você pode achar que sabe quais são os alimentos que possuem alta e baixa concentração de sódio, mas preste atenção: uma embalagem de suco aparentemente inofensiva pode conter até metade da sua quantidade diária permitida de sal.

Alimentos indesejáveis pipocam em lugares inesperados. Laticínios têm incidência maior do que imaginamos em produtos que podem não parecer conter nenhum laticínio: batatas fritas, cereais de café da manhã, molhos de tomate e muitos outros alimentos não derivados do leite. Mesmo alguns dos chamados queijos não lácteos contêm de fato derivados do leite de vaca. Isso se deve ao fato de que os laticínios são muitas vezes listados com termos que você pode não reconhecer: caseína, soro de leite, proteína do soro de leite, albumina, caseinato, caseinato de sódio, lactose, ácido lático, renina e quimosina, para citar alguns.

Preste atenção também ao tamanho das porções. Uma das maneiras usadas pelos fabricantes para ludibriar os consumidores é fazer com que seus produtos pareçam ter menos calorias e gordura reduzindo o tamanho da porção listada no recipiente.

Por exemplo, há um produto usado em muitos lares cuja etiqueta indica não conter gordura, e ainda assim é 100% gordura. É o spray de cozinha. O motivo pelo qual o spray de cozinha pode ser gorduroso e ainda assim ser "isento de gordura" é que, para a FDA, o órgão responsável pela qualidade dos alimentos nos Estados Unidos, qualquer alimento que contenha menos de meio grama de gordura por porção pode ser considerado "livre de gordura". Uma única medida de spray de cozinha é um borrifo incrivelmente rápido – pequeno o suficiente para ser menor que meio grama de gordura –, mas a maioria dos cozinheiros usa mais que isso. Lembre-se: o spray de cozinha é gorduroso sob o rótulo "livre de gordura".

É claro que uma forma de evitar confusões em relação a rótulos de alimentos é comprar apenas alimentos integrais vegetais. Brócolis, repolho, bananas, aveia, lentilha e outros alimentos integrais de origem vegetal não precisam de lista de ingredientes. Entretanto, caso tivessem rótulos, estes pareceriam ótimos!

Rótulos de Advertência sobre os Alimentos

O grande médico grego Hipócrates disse: "Que seu remédio seja seu alimento e que seu alimento seja seu remédio". Agora, imagine se os alimentos fossem realmente regulamentados como os remédios: e se os produtores de alimentos tivessem de cumprir as mesmas exigências que a indústria farmacêutica precisa observar quando estudos médicos associam determinado produto a um risco significativo de efeitos colaterais graves ou que ameacem a vida?

Uma bandeja de *nozes, legumes, cebola e alho, vegetais, frutas e grãos* poderia apresentar o seguinte rótulo de advertência:

INFORMAÇÕES SOBRE OS ALIMENTOS

Ingredientes Ativos

Fibras e nutrientes essenciais, incluindo proteínas de vegetais, vitaminas, minerais, fitoquímicos (tais como carotenoides, flavonoides, terpenos, esteróis, indóis e fenóis) e antioxidantes que apresentaram benefícios contra certos tipos de câncer em estudos experimentais.

Advertências

ALÉRGENOS: contêm castanhas, leguminosas (amendoim e feijões de soja) e grãos de trigo, centeio e cevada (que contêm glúten, um composto proteico).

Indicação

Para a promoção da saúde. Estes ingredientes podem reduzir algumas formas de câncer, doenças cardíacas, derrame, obesidade, diabetes, pressão alta, constipação, osteoporose e outras doenças crônicas relacionadas à dieta.

Orientações de consumo

TODAS AS IDADES: consumir três a cinco porções por dia, cruas ou cozidas.

Outras Informações

Podem ser armazenados em temperatura ambiente ou mantidos sob refrigeração por dias ou até semanas.

Ingredientes Inativos

Cascas, conchas e outros materiais biodegradáveis.

Por outro lado, uma bandeja de **carne, peixe e laticínios** teria um rótulo mais extenso, que poderia assumir mais ou menos a seguinte aparência:

INFORMAÇÕES SOBRE OS ALIMENTOS

Ingredientes Ativos

Nutrientes essenciais, incluindo proteínas, vitaminas, minerais e ácidos graxos essenciais.

Advertências

ALÉRGENOS: Contém leite ou derivados do leite, ovos, peixe e crustáceos.

CONSULTE UM MÉDICO ANTES DE USAR SE VOCÊ TIVER: doenças cardiovasculares, câncer, diabetes, doença de Alzheimer, hipertensão, obesidade ou osteoporose, ou se estiver grávida ou amamentando.

AGENTES BIOLÓGICOS*:* todos os principais agentes patogênicos causadores de intoxicação alimentar derivam de animais, incluindo:

- **BACTÉRIAS:** Salmonella, Clostridium perfringens, Campylobacter, Staphylococcus aureus, Shigella, E. coli O157:H7, Yersinia enterocolitica e Bacillus cereus, entre outros.
- **PARASITAS:** protozoários parasitas, lombrigas e tênias.
- **PRÍONS:** essas proteínas em forma aberrante podem causar a Doença de Creutzfeldt-Jakob (CJD) ou Variação da Doença de Creutzfeldt-Jakob (vCJD)
- **VÍRUS***:* rotavírus, astrovírus e vírus de leucemia bovina.

AGENTES QUÍMICOS E OUTROS AGENTES ETIOLÓGICOS: pode conter arsênico, pesticidas, mercúrio, cromo, éter de difenilo polibromado (PBDE), dioxinas e compostos quimicamente relacionados. Carne e produtos derivados podem conter resíduos do abate, antibióticos, hormônios de crescimento artificiais, resíduos de drogas veterinárias, trioxipurina, adrenalina, colesterol e matéria fecal. Peixes e crustáceos podem conter biotoxinas marinhas poderosas.

BIOACUMULAÇÃO NOS TECIDOS ANIMAIS: agentes químicos e etiológicos se desenvolvem na gordura, portanto baixos níveis na ração animal podem causar concentrações danosas nos alimentos humanos, tais como carne (incluindo peixe), leite, queijo e ovos. O atum e outros peixes grandes concentram mais mercúrio do que peixes menores por serem mais longevos e ingerirem os peixes menores, que, por sua vez, também concentram mercúrio. O principal meio de exposição humana a dioxinas é pelo consumo de gorduras animais, nas quais se acumulam as dioxinas. A bioacumulação também ocorre na ingestão desses produtos de origem animal. As mulheres grávidas podem transmitir essas toxinas ao feto através do tecido placentário e aos bebês através da amamentação.

OUTROS FATORES DE RISCO: pode aumentar o risco de doença cardíaca, câncer, obesidade, deficiência de ferro, asma, deficiências congênitas, infecções de ouvido, estomatites, inchaços, diarreia, gota, hipercolesterolemia, angina, hipertensão, doenças da próstata, esclerose múltipla, pedras nos rins, catarata, osteoporose, diabetes (I e II), artrite reumatoide, degeneração da mácula, hipertensão, acne e outras doenças de pele, enxaqueca, lúpus, depressão, mal de Alzheimer, distrofia muscular, Parkinson, disfunção cognitiva, disfunção erétil, síndrome do cólon ou intestino irritável, odor corporal e mau hálito.

RISCOS PARA A SAÚDE PÚBLICA GLOBAL: práticas de alimentação e confinamento intensivo de animais geneticamente semelhantes estimulam a adaptação de patógenos zoonóticos e restringem a evolução dos animais quanto à resistência aos patógenos. Aproximadamente 73% dos patógenos humanos que surgem são transmitidos para as pessoas pelos animais. A transferência dos patógenos farmacologicamente resistentes de fazendas e de alimentos para o homem (por ex.: gripe aviária H5N1 e gripe suína) constitui uma séria ameaça em termos de biodefesa, de saúde pública e no aspecto biomédico. Nos Estados Unidos, animais criados em fazendas geram três vezes mais excrementos do que o homem, contaminando assim água, terra, colheitas, outros tipos de vegetação e o ar. Um relatório das Nações Unidas cita a agricultura animal como uma das maiores fontes de emissões para o aquecimento global. Os riscos em massa produzidos pelo consumo de produtos de origem animal (por ex.: doenças infecciosas, aumento da poluição, aquecimento global e escassez de energia, água e alimentos) podem exceder os riscos à saúde individual.

Indicações

Para evitar a inanição. Praticamente não existem nutrientes em alimentos de origem animal que não sejam fornecidos pelas plantas de uma forma melhor. Confiar apenas em produtos de origem animal pode acarretar deficiências nutricionais.

Orientações de consumo

Consulte um médico ou profissional de saúde antes de usar.

Lave as mãos após entrar em contato com produtos animais e lave as superfícies e utensílios usados durante o cozimento, ao servir e ao comer após eles entrarem em contato com produtos animais. Mantenha-os fora do alcance de crianças até que estejam adequadamente cozidos

Todos os anos aproximadamente um a cada seis americanos é atingido por doenças transmitidas por alimentos. Seguir as temperaturas de armazenagem recomendadas e os períodos máximos de armazenagem antes e após o cozimento. Cozinhar a carne até uma temperatura interna de aproximadamente 74°C ou maior. Descartar a carne bovina suspeita de conter encefalopatias espongiformes bovinas (BSE), já que os patógenos não são eliminados pelo cozimento – entretanto, isso pode passar despercebido, já que um simples hambúrguer pode conter carne de centenas de animais e o Usda (Departamento de Agricultura dos Estados Unidos) proibiu a testagem privada contra BSE no país. As proteínas príon, precursoras dos príons, foram descobertas no leite pasteurizado, e isso poderia representar um risco de exposição à transmissão de encefalopatias espongiformes (TSE), incluindo a BSE. O cozimento de tecidos animais pode criar carcinógenos conhecidos. A carne do animal deve ser suficientemente aquecida para evitar o envenenamento dos alimentos a partir dos patógenos, mas não aquecida demais a ponto de criar agentes causadores de câncer.

Outras Informações

Armazenar a 3°C por 2–3 dias para a maior parte das carnes, um dia para frutos do mar, 3–5 dias para o leite, 2–3 semanas para os ovos (na casca); manter todos bem acondicionados e protegidos da umidade excessiva. Estas são apenas diretrizes gerais.

Ingredientes Inativos

Anticoagulantes, antimicrobianos, antioxidantes, aglutinantes, coloríficos, aceleradores de solidificação, aromatizantes, sistemas de empacotamento, modificadores de pH, agentes do escaldo de frangos e amaciantes.

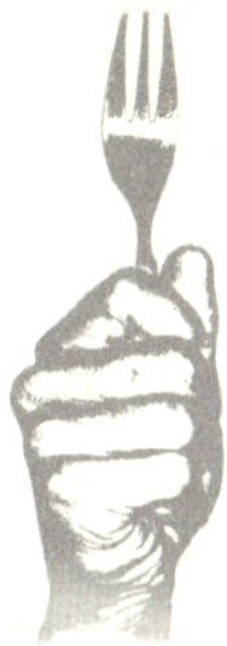

SEU GUIA PARA COMIDAS VEGETAIS

Quando as pessoas mudam sua dieta, elas com frequência se concentram no que ***não*** podem comer em vez de se concentrar naquilo que podem comer. Aqui está uma lista geral de apenas algumas comidas maravilhosas que serão parte de sua dieta uma vez que você decida seguir o caminho de ***Garfos em vez de facas***.

Essas sugestões são apenas isso: sugestões. Quanto mais você explorar o mundo das comidas vegetais e integrais, mais vai gostar de comer coisas de que nunca ouviu falar antes; vegetais como a alcachofra-brava, couve-chinesa-kairan, raiz de lótus e tomatillo, e frutas como a carambola, a cherimoia, a longan, o mangostim, a costela-de-adão e o sapote. Logo você irá fazer sugestões para outras pessoas, recomendando comidas favoritas de que até agora nem tinha ouvido falar.

▶ ALIMENTOS PARA COMER LIVREMENTE

Frutas e Verduras

Frutas – Incluem maçãs, damascos, bananas, bagas, frutas cítricas, tâmaras, figos, uvas, mangas, melões, pêssegos, peras, abacaxi, ameixas e romãs

Legumes – Incluem aspargos, cenouras, aipo, pepinos, cebolas, pimentões,

abóboras, batatas-doces, tomates e abobrinhas (sim, alguns desses são frutas em termos botânicos, mas pensamos neles como legumes)
Legumes crucíferos – Incluem brócolis, couve-de-bruxelas, repolhos, couve-flor, rabanetes, acelga, nabos e agrião
Verduras – Incluem as folhas da beterraba, acelga, couve-manteiga, couve-galega, alface, salsa e espinafre
Brotos – Incluem feijão azuki, alfafa, brócolis, feijão-mungo, fava de soja e girassol
Tubérculo – Incluem cherovia, batatas e batatas-doces

Cogumelos
Inclui cremini, portobello, shitake e os outros

Legumes
Inclui feijões, grão-de-bico, lentilhas e ervilhas

Grãos integrais
Inclui amaranto, cevada, milho, kasha, painço, aveia, quinoa, arroz e bagas de trigo

▶ ALIMENTOS PARA COMER MODERADAMENTE

Abacates
Coco
Frutas secas
Nozes e sementes
Azeitonas

▶ ALIMENTOS LEVEMENTE PROCESSADOS/INSTANTÂNEOS/ PRONTOS QUE PODEM SER COMIDOS SEM PROBLEMAS

Molhos para massas – Escolha molhos com pouco ou nenhum óleo adicionado.

Leites de planta – Incluem leites de soja, arroz, aveia, cânhamo e nozes, tais como leite de amêndoa.

Molhos de salada sem óleo – Os molhos também devem ter poucos adoçantes adicionados.

Sopas feitas com alimentos integrais – Elas podem ser em lata ou em pó. (A linha de sopas com pouco sódio do dr. McDougall é especialmente boa.)

Pães, misturas e crackers integrais – Incluem bagels, cereais, muffins, panquecas, massas, pão pita, crosta de pizza e waffles integrais. Tome cuidado para evitar óleos, açúcares e outros ingredientes indesejados.

▶ QUE COMIDAS SÃO FONTES CONCENTRADAS DE VITAMINA C? POTÁSSIO? CÁLCIO

Todos os dias, vemos mensagens dizendo coisas como: "Cálcio é bom para seus ossos" ou "Vitamina C ajuda a prevenir resfriados". Essas declarações e outras semelhantes despertam um interesse por nutrientes individuais e podem fazer as pessoas buscarem certas comidas porque elas contêm mais de uma vitamina ou mineral em particular do que outros alimentos.

Essa é uma estratégia equivocada porque a saúde ideal não pode ser alcançada se concentrando em alguns poucos nutrientes ou comendo algumas comidas especiais que contêm mais ferro ou potássio. Na verdade, muitas pessoas vivenciam frustrações porque elas acrescentaram ou eliminaram alimentos, ou aumentaram o consumo de um nutriente em particular, sem perceber muita melhora no peso ou na saúde.

O motivo para essa frustração é que a boa saúde só pode ser alcançada se nos concentrarmos em adotar um padrão dietético saudável: uma dieta vegetal de baixa gordura compreendendo alimentos integrais. Então não se preocupe em comer uma comida em especial a fim de conseguir o suficiente de uma certa vitamina; em vez disso, concentre-se em comer uma grande variedade de frutas, verduras, legumes e grãos integrais.

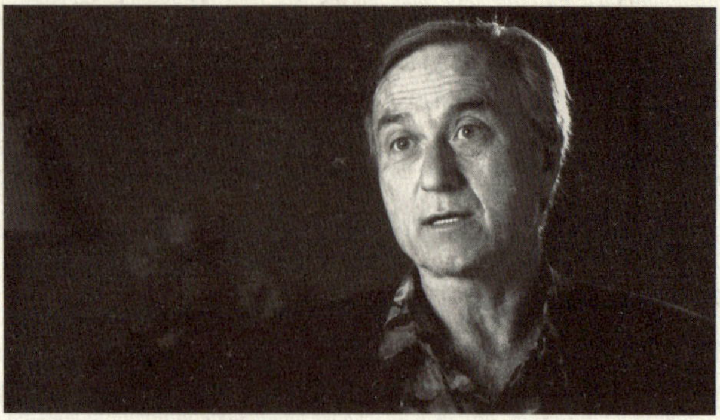

John A. McDougall, MD

O DR. JOHN A. MCDOUGALL, que estuda há mais de trinta anos os efeitos da alimentação sobre as doenças e escreve a respeito do assunto, é fundador e diretor médico do McDougall Program, um programa de tratamento em regime de internato com duração de dez dias em Santa Rosa, Califórnia, que se caracteriza por uma dieta à base de amido e de baixo teor de gordura.

Natural do estado de Michigan, John se formou pelo *College of Human Medicine* [Faculdade de Medicina] da Universidade Estadual de Michigan e concluiu seu curso em 1972 no Queen's Medical Center em Honolulu, onde cumpriu seu internato hospitalar, e fez residência em Clínica Médica na Universidade do Havaí. É autor de vários *best-sellers* americanos, incluindo o livro mais recente, *The McDougall Program for a Healthy Heart* [O programa McDougall para um coração saudável], e cofundador e presidente da Dr. McDougall's Right Foods, Inc., uma linha de refeições práticas vegetais, feitas sem óleo e com menos de 10% de calorias provenientes de gordura.

John tem dedicado a vida a estimular pessoas a ingerir uma dieta vegetal e rica em amido.

"Comecei em 1972, quando fui para o Havaí atuar como médico interno e trabalhei em uma plantação de açúcar, onde era o médico responsável por cinco mil pessoas. Naquela plantação havia trabalhadores japoneses, filipinos, coreanos e de outras descendências asiáticas. Logo percebi minhas limitações à medida que tentava, muitas vezes sem sucesso, ajudar aquelas pessoas a lidar com doenças crônicas recorrendo a pílulas e cirurgias.

"Observei também que meus pacientes se distribuíam por quatro gerações e notei como os integrantes de cada uma delas se alimentavam de forma diferente. As gerações mais velhas consumiam principalmente arroz e vegetais, como faziam em sua terra natal. A dieta de seus filhos estava se ocidentalizando. Finalmente, compreendi que as pessoas ficavam doentes assim que passavam de uma dieta sem carne e laticínios para outra que continha derivados de animais.

"Em 1976, enquanto cursava a Universidade do Havaí, comecei a pôr em prática as lições que havia aprendido. Pedi aos pacientes que eliminassem o óleo e mudassem para uma dieta rica em amido, e os resultados foram imediatos.

"Devido aos excelentes resultados, eu tinha certeza de que todos veriam o que eu havia feito e fariam o mesmo. Mas não foi o que aconteceu. Em vez disso, fiquei horrorizado ao constatar americanos sendo encorajados a ingerir uma dieta rica em carne e laticínios. Não foi nenhuma surpresa quando começaram a ficar cada vez mais doentes. Tem sido desalentador, mas há grandes interesses comerciais que estão mantendo a verdade fora do alcance do público. Não há o mesmo investimento para promover amidos, como milho e batata, existe por trás da carne e dos laticínios.

"Nos anos 80, quando meus livros começaram a ser publicados, pensei que minhas ideias fossem mudar a América e o mundo. Não aconteceu dessa forma. De fato, a vendagem foi tão ruim que meus editores queriam que eu mudasse o foco e escrevesse sobre dietas ricas em proteína e pobres em carboidrato ou deixariam de me publicar.

"Eu ri deles – e aí veio a dieta Atkins e outros grandes sucessos dietéticos à base de carne e pobres em carboidratos. Mas, agora na década de 2010, as coisas mudaram. Sinceramente, acho que vou rir por último."

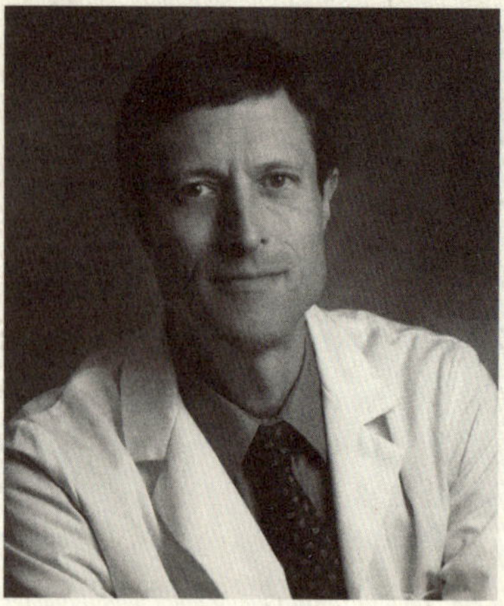

Neal Barnard, MD

O DR. NEAL BARNARD é professor adjunto de medicina na Universidade George Washington em Washington, D.C., e pesquisador financiado pelo *National Institutes of Health* [Institutos Nacionais de Saúde]. É também editor-chefe do *Nutrition Guide for Clinicians* [Guia nutricional para clínicos] e autor de mais de quinze livros sobre nutrição e saúde, assim como de artigos publicados em numerosos jornais.

Neal recebeu o título de doutor em medicina e concluiu residência na George Washington, em seguida atuou no St. Vincent's Hospital na Cidade de Nova York, antes de retornar a Washington, em 1985, para fundar o *Physicians Committee for Responsible Medicine* (PCRM) [Comitê médico pela medicina responsável] um grupo de médicos e patrocinadores, de alcance nacional, que promove a medicina preventiva e trata de controvérsias da assistência médica moderna. Em 1991, Neal deu início ao *Cancer Project* [Projeto Câncer], que produz informações nutricionais para prevenção de câncer e sobrevivência, e mais tarde fundou o *Washington Center for Clinical Research* [Centro de pesquisa clínica de Washington], um centro de estudos relacionados à nutrição.

Quando ainda na faculdade, Neal decidiu fazer o doutorado. No ano anterior ao início da especialização em medicina, trabalhou como legista assistente num hospital de Mineápolis. Certo dia, o patologista responsável estava examinando um homem que morrera de ataque cardíaco fulminante; ele removeu algumas costelas do peito do homem, colocando-as sobre a mesa, e mostrou a Neal a aterosclerose (isto é, a gordura acumulada no interior das artérias) visível no coração. O médico disse a Neal que essa condição havia sido causada pelo estilo de vida "ovos com bacon" dos americanos. No final do exame, Neal recolocou as costelas no corpo do homem e dirigiu-se à lanchonete do hospital – onde descobriu que o almoço daquele dia era costeleta de porco.

"Elas pareciam e cheiravam como o corpo que eu acabara de ver", recorda-se. "Eu não podia ingerir aquilo. A cena ficou na minha mente, e as conexões entre o que comemos e nossa saúde se tornaram cada vez mais claras para mim."

Neal começou a compreender que "[apesar de a medicina ocidental ser] boa em diagnóstico e tratamentos, ela é medíocre em prevenção. Senti que seria importante para os médicos se tornarem advogados e professores. Daí a criação do PCRM".

"A nutrição é de suma importância para a saúde. Muitos americanos tomam várias medicações três ou quatro vezes ao dia, e ainda assim ainda não mudaram a dieta que inicialmente os tornou doentes. Muitas pessoas não estão cientes de que tais alimentos são, no mínimo, mais poderosos do que remédios.

"Se cortarmos a pele ou quebrarmos um osso, temos certeza de que o corpo vai se recuperar. No entanto, também podemos nos curar de doenças cardíacas, problemas de peso e diabetes – só que isso jamais acontecerá se não abandonarmos os alimentos que estão causando o problema e passarmos a fazer uso dos alimentos que curam.

"Atualmente, o tratamento convencional de uma pessoa com diabetes ou hipertensão é medicamentoso; ele ou ela poderá ou não ser informado sobre dietas vegetais como uma 'alternativa'. Devemos transformar esse quadro, e cuidar primeiro da dieta – afinal, a dieta é muitas vezes a causa do problema – e então, se necessário, incluir a medicação. Uma dieta vegetal tem o poder de reverter doenças cardíacas e diabetes e restabelecer a saúde das pessoas. Quanto mais cedo começar, melhor ficará o paciente."

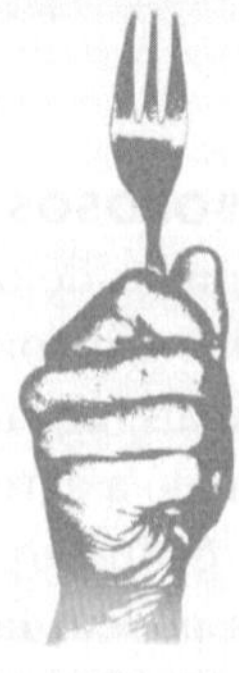

DICAS PARA A TRANSIÇÃO

A mudança de uma dieta – quer isso signifique iniciar um novo rumo na alimentação vegetal, simplesmente cortar a carne e os laticínios e acrescentar mais alimentos de origem vegetal, ou talvez refinar seus hábitos no sentido de eliminar óleos processados – requer comprometimento e dedicação.

Em seu livro *21-Day Weight Loss Kickstart* [O pontapé inicial da perda de peso em 21 dias], o dr. Neal Barnard sugere uma abordagem interessante da mudança para a alimentação vegetal: ele recomenda que você faça uma lista das comidas de que mais gosta, então passe essa lista por um crivo. Por exemplo, retire a manteiga da torrada e substitua-a por geleia sem açúcar, elimine a manteiga do mingau de aveia e acrescente mirtilo, retire a manteiga das panquecas, e, enquanto as está preparando, acrescente farinha de trigo integral à mistura.

- **PARA O CAFÉ DA MANHÃ.** Há muitos leites à base de vegetais que são substitutos para acompanhar o seu cereal integral, mas não se prenda ao convencional. Frutas batidas resultam em fantásticos cafés da manhã, e você pode fazê-las com grande variação. Sobras também podem tornar seu início de dia maravilhoso. Tradicionalmente, muitas culturas asiáticas tomam sopa no café da manhã. Por que não tentar?

▶ **PREPARO DE PRATOS SABOROSOS.** Muitas vezes, o aroma e o gosto delicioso que se atribui às comidas de origem animal provêm bastante da cebola, do alho, dos cogumelos e de outros vegetais com os quais foram preparadas. Use caldo de vegetais, água, suco de limão ou outros líquidos para "saltear" alimentos de modo a agregar o sabor sem a gordura. Acrescente cebola picada, cenoura e aipo ao cozimento de grãos. Caçarolas de cozimento lento e ensopados podem facilitar o alcance de sabores complexos e apurados.

▶ **PREPARO DE MOLHOS E TEMPEROS PARA SALADAS.** Cogumelos podem ser usados para fazer molhos cremosos extremamente saborosos. As sopas podem ser usadas como molho sobre os grãos ou sobre as batatas assadas. As possibilidades para molhos de saladas são infinitas: tente usar purê de frutas como laranjas ou toranjas, em sua totalidade, para engrossar sem óleo.

▶ **PREPARO DE SOPAS.** Depois de cozinhar a sopa, bater pelo menos parte dela e colocar o purê líquido de volta na panela para formar uma base cremosa. A textura mais encorpada enriquece o sabor.

▶ **PARA LANCHES E SOBREMESAS.** Este livro contém muitas receitas deliciosas de lanches e sobremesas, mas lembre-se sempre de que comidas simples podem ser a escolha perfeita. Satisfaça o desejo por doce ou preencha a lacuna do final da tarde com uma fruta. Mantenha vegetais cortados na geladeira, homus e bolachas sem óleo à mão. Leve lanches como esses para o carro, para o trabalho e em saídas para resolver questões do dia a dia.

UTENSÍLIOS DE COZINHA

AQUI ESTÃO ALGUNS UTENSÍLIOS que vão ajudar você a preparar refeições vegetais fáceis, deliciosas e saudáveis:

- **LIQUIDIFICADOR.** Útil para fazer smoothies ou combinar ingredientes que sejam em sua maioria líquidos. Por causa da dureza da couve-galega e de algumas outras verduras, considere a possibilidade de comprar um liquificador com um motor forte.
- **ESPREMEDOR DE FRUTA.** Muito útil se você gostar de usar o suco de frutas cítricas frescas.
- **ESCORREDOR.** Perfeito para escorrer vegetais cozidos no vapor e lavar bagas ou feijões.
- **FORMA DE COOKIES.** Para assar cookies integrais saudáveis.
- **TÁBUA PARA ESFRIAR.** Para esfriar pratos assados.
- **SLOW-COOKER OU PANELA ELÉTRICA DE COZIMENTO LENTO.** Um ótimo utensílio para fazer sopas, ensopados e caçarolas. Apenas acrescente todos os ingredientes, ligue e se esqueça dela!
- **TÁBUA DE CORTE.** Você vai usar bastante esse item essencial de cozinha. Escolha madeira ou plástico, de acordo com sua preferência. Numa dieta baseada em plantas, não há necessidade de se preocupar com a contaminação entre comidas cruas.
- **PROCESSADOR DE ALIMENTOS.** Item absolutamente essencial para fazer pastas, molhos e outros condimentos de consistência mais grossa.
- **TIGELAS DE VIDRO.** Para misturar ingredientes para assar, marinar, e assim por diante. Aquelas com tampas são boas para armazenamento.
- **POTES DE VIDRO COM TAMPA PARA PRATELEIRA.** Para armazenar de tudo – de farinha a grãos secos.

▶ **LIQUIDIFICADOR DE IMERSÃO.** Essa é uma ferramenta útil para fazer sopas cremosas ou misturar líquidos quentes. Você pode combinar ingredientes diretamente na panela, sem a bagunça ou o perigo de transferir sopa quente em quantidade entre a panela e um liquidificador convencional.

▶ **FACAS.** Você realmente só precisa de uma boa faca grande: encontre uma de que realmente goste e mantenha-a afiada. Você também vai querer uma faca pequena e uma faca curta de serra; elas são essenciais para cortar abacates, mangas e outras comidas integrais que exigem certa destreza.

▶ **MANDOLINE [FATIADOR E RALADOR COM PROTEÇÃO PARA MÃO].** Não é essencial, mas muito útil para cortar legumes. Muitos mandolines têm configurações múltiplas pra diferentes tipos de espessura e corte.

▶ **XÍCARAS E COLHERES DE MEDIÇÃO.** Em vários tamanhos: xícaras de medição de ¼ xícara, 1/3 xícara e ½ xícara, um copo de medição de vidro de 2 ou 4 xícaras e uma xícara de vidro de medição de 1 xícara com bico, para líquidos. Além disso, colheres de medição de ¼ colher de chá, ½ colher de chá, 1 colher de chá e 1 colher de sopa.

▶ **UTENSÍLIOS DE MISTURA.** Incluindo fuês em tamanhos diferentes.

▶ **PAPEL MANTEIGA.** Para eventuais brownies e cookies sem óleo.

▶ **PEDRA PARA PIZZA, PEGADOR DE PIZZA DE MADEIRA E CORTADOR DE PIZZA.** Para fazer ótimas pizzas vegetais e sem queijo!

▶ **PANELAS E FORMAS.** Em vários tamanhos, para tudo, desde pão, arroz integral e sopas a refogados: 1, 2, 4 e 8 litros com tampas, uma frigideira de 30 centímetros com tampa e uma forma de bolo quadrada de 23 centímetros, uma forma de assar de 23 x 33 centímetros e uma forma de pão de 23 x 12 centímetros.

▶ **PANELA DE ARROZ ELÉTRICA.** Cozinhe qualquer grão perfeitamente: arroz integral, quinoa, cevada e mais. Apenas jogue-os dentro com a quantidade certa de água e saia para correr ou dar uma carona: quando chegar em casa, o jantar vai estar pronto.

▶ **ROLO PARA MASSA.** Para fazer sua própria massa de pizza integral ou massa de biscoito saudável.

▶ **TESOURA.** Útil para mais coisas do que você pode imaginar, incluindo abrir recipientes de tofu, picar coentro, preparar tomates inteiros sem casca e mais. Lave-as no lava-louças igual a uma faca.

▶ **ESPÁTULAS.** Ao menos uma espátula reta, uma espátula com um cabo curvado e uma espátula de raspagem de borracha.

▶ **PRATELEIRA DE TEMPEROS.** Deve abranger uma variedade de temperos e ervas, incluindo sabores doces e salgados.

▶ **COLHERES.** Deve-se incluir uma colher com fenda, uma colher de pau, uma colher de metal resistente e uma concha de sopa.

▶ **CESTA DE COZIMENTO A VAPOR OU PANELA DE COZIMENTO A VAPOR DE BAMBU.** Cozinhar a vapor é a melhor maneira de preparar vegetais.

▶ **DESCASCADOR DE LEGUMES.** Facilita descascar tudo, desde batata a abóbora. Alguns descascadores de legumes vêm com várias lâminas para encaixar, que fazem cortes tais como julienne e ondulado, além de fatiar.

▶ **FUÊ.** Para combinar ingredientes para assar e misturar seus próprios molhos e vinagretes.

PARTE TRÊS

GARFOS EM VEZ DE FACAS

RECEITAS

Agora, quer você já esteja acostumado a uma dieta vegetal ou só começando, aqui estão 125 receitas para acrescentar ao seu repertório diário: são as favoritas de uma ampla gama de cozinheiros e apreciadores, vários dos quais apareceram no *Garfos em vez de facas.*

Para saber mais sobre as pessoas que contribuíram com suas receitas, veja as páginas 200-202, bem como os destaques "Quem é quem em *Garfos em vez de facas*" e "Incríveis Resultados" espalhados pelo livro.

Mingau de aveia com frutas

KAREN CAMPBELL | A FAMÍLIA CAMPBELL

MEU MARIDO, COLIN, gosta de comer esse mingau no café da manhã todos os dias.

SERVE 2 PESSOAS

2 xícaras de água
1 xícara de aveia integral
½ xícara de uva-passa
½ xícara de mirtilo
1 xícara de morango
2 kiwis, fatiados
1 banana
1 colher de chá de xarope de bordo
1 colher de chá de farinha de semente de linhaça, opcional
1 colher de sopa de nozes, opcional

1. Leve a água para ferver, acrescente a aveia e a uva-passa e mexa. Cozinhe até engrossar (2 a 3 minutos).
2. Corte as frutas e misture-as. Coloque a aveia cozida numa tigela. Adicione o xarope de bordo, as nozes, a farinha de linhaça e então as frutas.

VARIAÇÃO:

▶ Substitua qualquer uma das frutas por outra de sua preferência.

Mingau de aveia com canela e uva-passa

JO STEPANIAK I BREAKING THE FOOD SEDUCTION [ROMPENDO A SEDUÇÃO DA COMIDA] POR NEAL BARNARD, MD

FLOCOS DE AVEIA puros e integrais irão mantê-lo saciado até a hora do almoço. A uva-passa proporciona uma doçura natural sem a necessidade de acrescentar açúcar.

SERVE 4 PESSOAS

4 xícaras de água
2 xícaras de flocos de aveia integral
½ xícara de uva-passa
½ colher de chá de canela em pó
¼ colher de chá de sal
Leite de soja sabor baunilha ou leite de arroz, opcional

Misture todos os ingredientes numa panela grossa. Leve ao ponto de fervura, diminua o fogo e cozinhe, mexendo de vez em quando, por cerca de 10 minutos, ou até estar no ponto desejado. Sirva puro ou com leite de soja sabor baunilha ou leite de arroz, se quiser.

VARIAÇÕES:

► Para Mingau de aveia com canela e damasco, substitua a uva-passa por ½ xícara de damasco seco cortado em pedaços. Cozinhe conforme indicado.

► Para Mingau de aveia com maçã e canela, reduza a água para 3¼ xícaras e substitua a uva-passa por uma maçã, descascada e picada grosseiramente. Cozinhe conforme indicado.

► Omita a uva-passa, cozinhe conforme indicado e cubra cada porção com um pouco (cerca de 1 colher de chá) de geleia adoçada com fruta.

Tigelão do Rip

RIP ESSELSTYN | THE ENGINE 2 DIET [DIETA DA ENGINE 2]

ESSE É O meu café da manhã habitual por mais de 20 anos. Eu nunca enjoo dele, e nenhuma tigela sai exatamente igual à outra, dependendo de quais são as frutas da época e o substituto de leite que eu tenho à mão. Essa também era uma das receitas favoritas da maioria dos participantes do Estudo Piloto da Engine 2. Como disse a filha de 7 anos de idade de um dos participantes: "Eu fico ansiosa por acordar de manhã para poder comer minha Tigela do Rip". Deixe seu apetite ser seu guia para o tamanho da tigela.

SERVE 1 PESSOA

¼ xícara de aveia integral
¼ xícara de farinha de trigo integral, farinha de cevada maltada e levedo desidratado combinados
¼ xícara de fibra de trigo
¼ xícara de flocos de farinha integral tostados, semente de linhaça, sal e cevada maltada
1 colher de sopa de farinha de semente de linhaça
2 colheres de sopa de uva-passa
½ punhado de nozes
1 banana, fatiada
1 kiwi, fatiado
1 toranja
¾ xícara de leite vegetal (veja página 68)

Coloque todos os ingredientes, com exceção da toranja e do leite, numa tigela. Depois de cortar o grapefruit ao meio, use uma pequena faca afiada para retirar os gomos. Coloque os gomos na tigela e esprema o suco. Complete a tigela com o leite vegetal.

DICA ▶ Na falta do leite, use simplesmente água (as frutas se misturam com a água e dão a ela um sabor adocicado).

VARIAÇÃO:

▶ Acrescente qualquer fruta fresca ou congelada, como pêssegos, cerejas, mangas, mirtilos ou uvas vermelhas.

Muffins de aveia com mirtilo

JULIEANNA HEVER | A DIETISTA VEGANA

ESSES MUFFINS RÁPIDOS e fáceis são uma maneira doce e reconfortante de começar o dia. Testados com crianças exigentes e aprovados pela mãe especializada em receitas vegetais, essas delícias com baixo teor de gordura e recheadas com fruta são ótimas para qualquer ocasião!

RENDE 12 MUFFINS MÉDIOS

1 banana média, amassada
1 lata (425 g) de purê de batata-doce
¼ xícara de xarope de bordo 100% puro
1 colher de chá de essência de baunilha
2 xícaras de farinha de aveia integral
½ colher de chá de bicarbonato de sódio
½ colher de chá de fermento em pó
½ colher de chá de sal
1 colher de chá de canela em pó
½ colher de chá de noz-moscada ralada
¼ colher de chá de gengibre em pó
1 xícara de mirtilo fresco ou congelado

1. Preaqueça o forno a 190°C. Numa tigela grande, misture a banana amassada, o purê de batata-doce, o xarope de bordo e a essência de baunilha.
2. Numa tigela pequena, misture a farinha de aveia, o bicarbonato de sódio, o fermento em pó, o sal, a canela, a noz-moscada e o gengibre. Transfira a mistura para a tigela grande e mexa delicadamente até ficar bem combinado. Evite mexer demais para não ficar duro. Acrescente o mirtilo.
3. Coloque a massa com uma colher em formas para muffin de silicone e asse por 20 minutos ou até que fiquem levemente dourados. Retire do forno e deixe esfriar por 5 minutos. Mantenha os muffins num recipiente hermético.

O Smoothie incrível de Brian

BRIAN WENDEL | PRODUTOR EXECUTIVO DE GARFOS EM VEZ DE FACAS

EU AMO FRUTA. Esse é meu smoothie favorito, e eu nunca enjoo dele. Eu gosto de tomar um smoothie principalmente depois de um exercício físico rigoroso.

SERVE 2 PESSOAS

2 mangas
5 ou 6 bananas

Descasque e corte as mangas e bananas em pedaços. Coloque num liquidificador e bata até virar um purê, acrescentando água conforme necessário.

DICA ▶ Experimente usar mamão em vez de manga para uma alternativa refrescante.

Smoothie da máquina verde de Gene

GENE BAUR | FUNDADOR DO FARM SANCTUARY [SANTUÁRIO DA FAZENDA]

SERVE 2 PESSOAS

2 xícaras de leite vegetal (veja página 68)
1 banana (pode ser congelada)
¼ xícara de mirtilo congelado
2 folhas grandes de couve
½ xícara de espinafre
½ pepino japonês (opcional)
½ colher de sopa de sementes de linhaça e/ou ½ colher de sopa de sementes de cânhamo ou chia
1 tâmara, descaroçada (opcional)
Gelo (opcional)

Bata todos os ingredientes no liquidificador até que a mistura fique lisa e homogênea. Acrescente mais leite vegetal ou água para obter a consistência desejada

Smoothie de chocolate

CHEF AJ I UNPROCESSED [NÃO PROCESSADO]

NINGUÉM IRÁ SABER que há verdura nesse smoothie a não ser que você conte.

RENDE DUAS PORÇÕES DE 450 G

¾ xícara de leite de amêndoa não adoçado
½ xícara de suco de romã
170 g de espinafre, opcional
1 banana congelada
Tâmaras (ou pasta de tâmara) para adoçar
3 colheres de sopa de cacau em pó cru
2 xícaras de mirtilos congelados

Bata todos os ingredientes no liquidificador até ficar homogêneo.

VARIAÇÃO:

► Quando disponível, eu gosto de usar 1 xícara de mirtilos e 1 xícara de cerejas.

Alternativas ao leite

O mercado de leite de soja cresceu rapidamente nas últimas três décadas, e outros substitutos do leite estão se tornando mais populares. Os que não são tão facilmente encontrados podem ser feitos na sua própria cozinha. Essas variedades incluem os leites de cereais, como de aveia, cevada e arroz; leites de leguminosas, como de amendoim e soja; leites de castanhas, como de amêndoa, castanha de caju, coco e avelã; e leites de sementes, como de cânhamo, gergelim e girassol.

O leite de soja é o mais usado para servir com cereais frios e quentes, no café e no chá, e para cozinhar, mas todos os leites vegetais podem ser deliciosos e você deve escolher de acordo com a sua preferência. Leites de soja, arroz e amêndoa são todos bons candidatos para se usar no forno, mas quem tiver alergia a castanhas de qualquer tipo deve evitar o leite derivados desses alimentos. Para substituir o soro do leite, misture uma colher de sopa de vinagre branco ou de maçã ou suco de limão com uma xícara de leite de soja.

Leite de amêndoas frescas

CHEF AJ I UNPROCESSED [NÃO PROCESSADO]

É CLARO, VOCÊ pode comprar leite de amêndoa pronto, mas por que não fazer você mesmo gastando poucos centavos em cada garrafa? É realmente fácil e delicioso! O único equipamento especial que você vai precisar é um saco coador de tinta novo (um que não tenha sido usado numa pintura!) Você consegue um em qualquer loja de ferragens por cerca de 1 real.

RENDE 3 XÍCARAS

1 xícara de amêndoa crua (ou sua castanha ou semente favorita)

1. Deixe as amêndoas de molho em água filtrada de um dia para o outro. Assegure-se de que estejam completamente cobertas pela água, pois elas irão se expandir à medida que absorvem água.
2. De manhã, escorra as amêndoas e lave-as bem várias vezes. Coloque as amêndoas no liquidificador com 3 xícaras de água filtrada. Bata em alta velocidade até serem completamente incorporadas ao líquido.
3. Coloque o coador aberto numa tigela média e despeje a mistura no saco. Amarre a boca do saco e levante para deixar o leite escorrer na tigela. Aperte o saco com a outra mão até não conseguir tirar mais leite da polpa. Você pode reservar a polpa para outro uso, como fazer cookies e biscoitos. O leite não utilizado irá permanecer bom, se refrigerado, por 2 ou 3 dias.

DICA ▶ Se você quer um leite de castanhas mais grosso e cremoso, apenas acrescente menos água. Para um leite mais ralo, adicione mais água.

VARIAÇÕES:

▶ Para uma versão doce, acrescente algumas tâmaras (ou pasta de tâmara) e essência de baunilha ou de amêndoa sem álcool.

▶ Para uma versão mais fácil e econômica, apenas acrescente 1-2 colheres de chá de manteiga de amêndoa crua para cada xícara de água e bata até ficar homogêneo.

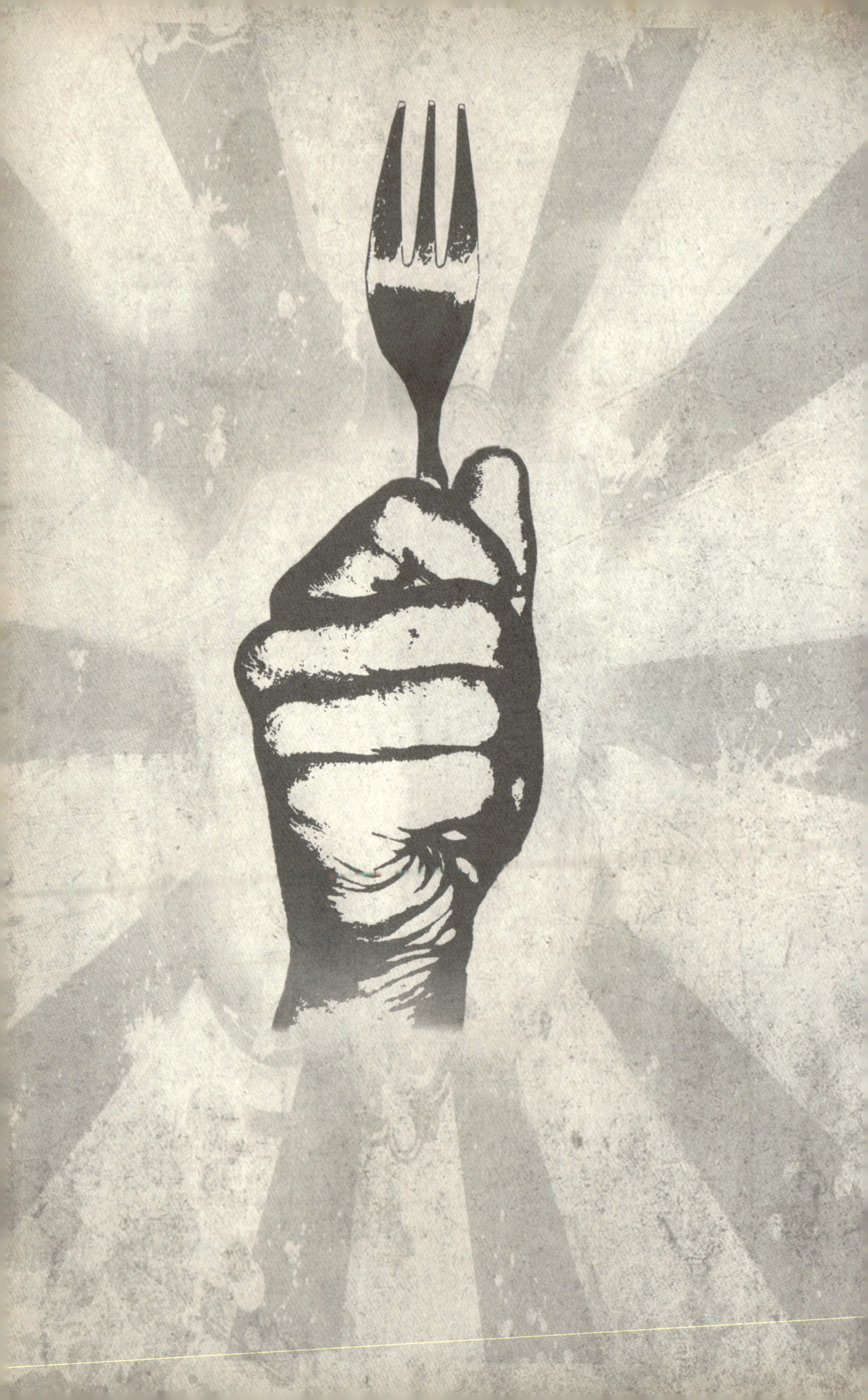

Chips de batata-doce salva-vidas do Joey

JOEY AUCOIN | EXIBIDO NO FILME GARFOS EM VEZ DE FACAS

ESSE CHIPS DE batata-doce são o meu salgadinho favorito, principalmente nas festas em que as frituras predominam. É rápido para fazer e todo mundo adora. Experimente servir com um molho feito de vinagre balsâmico, xarope de arroz e mostarda; com um dip de castanha de caju e espinafre ou com um dip de tomate e abacate.

Batata-doce ou batata, em fatias bem finas

Coloque as fatias de batata-doce ou batata no micro-ondas em potência alta por aproximadamente 7 minutos.

DICA ▶ **Esses chips não vão ficar tão crocantes quanto os fritos, mas são uma delícia, e com certeza rígidos o suficiente para mergulhar num dip.**

Pasta de grão-de-bico apimentada

MARY MCDOUGALL | O PROGRAMA MCDOUGALL

ESSA RECEITA FAZ uma excelente pasta para passar no pão, para rechear um wrap ou pão pita, ou para servir como dip para mergulhar vegetais crus.

RENDE 1 ½ XÍCARA

1 lata (425 g) de grão-de-bico, escorrido e lavado
2 cebolinhas, picadas
1 ½ colher de sopa de gengibre ralado
1 colher de sopa de molho de soja
1 colher de chá de vinagre de arroz
½ colher de chá de alho amassado
½ colher de chá de néctar de agave
Molho de pimenta tailandês, opcional

Coloque todos os ingredientes, com exceção do molho de pimenta, no processador de alimentos e bata até obter um purê homogêneo. Acrescente o molho de pimenta, se for usá-lo, e ajuste os temperos ao seu gosto. Refrigere por pelo menos 1 hora para que os sabores se mesclem.

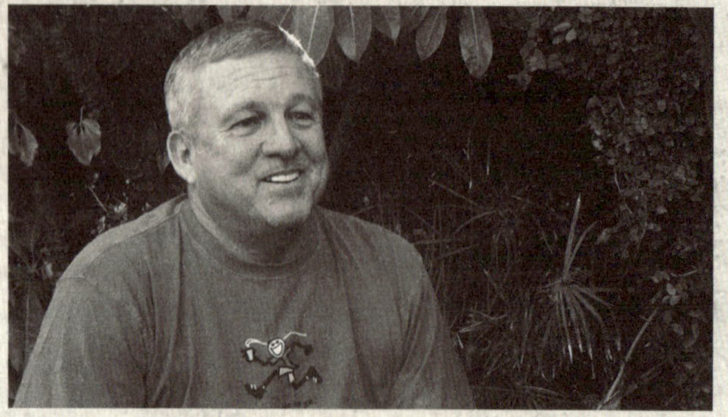

Joey

JOEY AUCOIN, VIVENDO um casamento feliz com três filhos, sempre levou uma vida ativa. Nascido na Flórida, Joey jogou basebol, pescou, nadou, andou de moto e jamais passou por qualquer doença grave. Sempre comeu o que queria, aparentemente sem sofrer consequências além do supostamente inevitável ganho de peso que acomete pessoas de meia-idade.

Então, aos 52 anos, durante uma viagem a Nova York, Joey começou a sentir os sintomas de níveis altos de açúcar no sangue – a visão tornou-se turva de repente e começou a acordar suando frio. Disse à mulher: "Cammie, quando voltarmos, vou fazer um exame de vista. Acho que preciso de uma receita [de óculos] diferente porque meus olhos estão realmente embaçados".

Uma ida ao médico esclareceu a questão: o nível de açúcar no sangue chegou a 480, bem além do nível apresentado por um pré-diabético ou alguém com resistência à insulina. Sem nenhum tipo de aviso, Joey recebeu o diagnóstico de uma fulminante diabetes do tipo 2.

Seguiram-se anos de total dependência de diversos medicamentos. Joey não podia ir a lugar algum sem levar consigo suas injeções e comprimidos, alguns dos quais necessitavam de refrigeração. E eram caros: cem dólares por mês, sem reembolso, mais a despesa frequente com o correio de um dia para o outro quando se esquecia de levá-los ao viajar para fora da cidade.

Mais dolorosos do que os gastos eram os efeitos colaterais. Embora a medicação controlasse o nível de açúcar no sangue, ela dava origem também a uma lista enorme de consequências, entre eles o cansaço, problemas digestivos e problema para dormir.

Então, um amigo que estava trabalhando no set de *Garfos em vez de facas* sugeriu que Joey poderia querer aparecer no filme. Logo ele estava em Los Angeles, encontrando-se com o dr. Matt Lederman, que o tirou da dieta carnívora e de laticínios, prescrevendo uma dieta 100% integral e vegetal, isenta de açúcares e gorduras.

Em dois dias, Joey desfrutou da primeira noite tranquila de sono de que tinha lembrança. E hoje, apenas alguns anos depois, ele está saudável, em forma, feliz e recorre a apenas uma pequena parte da medicação que usava no passado.

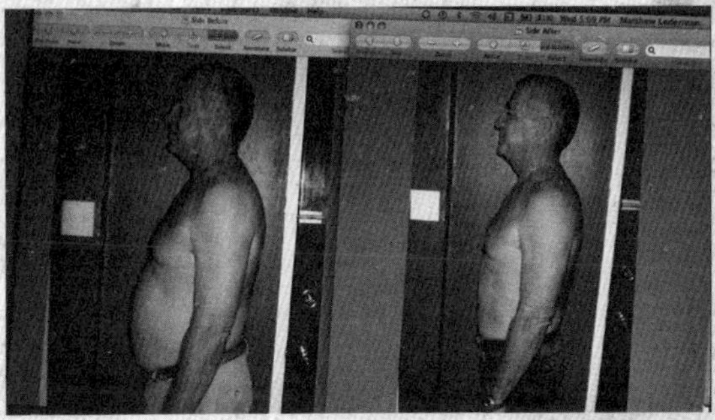

Joey Aucoin perdeu cerca de 13 quilos ao longo de 22 semanas.

Guacamole de ervilha

MARY MCDOUGALL I O PROGRAMA MCDOUGALL

O SABOR É tão parecido com o do guacamole original que a maioria das pessoas não adivinhará do que é feito.

RENDE 2 XÍCARAS

1 kg de ervilhas congeladas, descongeladas
1 colher de chá de alho amassado
¼ xícara de suco de limão
½ colher de chá de cominho em pó
1 tomate, picado
4 cebolinhas, picadas
½ xícara de coentro fresco picado
⅛ colher de chá de molho de pimenta
Sal marinho

Coloque as ervilhas, o alho, o suco de limão e o cominho na jarra do processador de alimentos e bata até ficar homogêneo. Passe a mistura para uma tigela, junte o tomate, a cebolinha, a coentro e o molho de pimenta e mexa. Tempere com sal a gosto. Cubra e leve à geladeira por pelo menos 30 minutos para que os sabores se combinem.

Dip de berinjela

MATT LEDERMAN E ALONA PULDE – COM AGRADECIMENTOS A SHOSHANA PULDE I KEEP IT SIMPLE, KEEP IT WHOLE [SEJA SIMPLES, SEJA INTEGRAL]

OS DIAS DE DESEJAR um babaganuche sem laticínio são coisa do passado. Desfrute desse dip cremoso que é ótimo com crackers, palitos de vegetais, ou passado no pão.

SERVE 4 PESSOAS

5 berinjelas grandes
5 dentes de alho, amassados
Suco de 1 limão grande
1 a 2 colheres de sopa de tahine
5 cebolinhas, picadas
Sal e pimenta-do-reino

1. Aqueça o forno ou o grill a 205°C.
2. Fure as berinjelas várias vezes com um garfo, coloque numa assadeira e leve ao forno ou diretamente sob o grill por 40 a 50 minutos até ficarem macias; deixe esfriar.
3. Corte as berinjelas ao meio e retire a polpa com uma colher, recolhendo-a numa tigela; descarte as cascas. Amasse a berinjela e deixe descansar por cerca de 30 minutos. Elimine qualquer suco acumulado.
4. Acrescente o alho, o suco de limão, o tahine e a cebolinha e misture bem. Tempere com sal e pimenta a gosto. Mantenha coberto na geladeira.

Dip de tofu e espinafre

ALAN GOLDHAMER E DOUG LISLE I THE HEALTH PROMOTING COOKBOOK [O LIVRO DE RECEITAS DA PROMOÇÃO DE SAÚDE]

VOCÊ PODE DESFRUTAR de um dip cremoso sem cair na Armadilha do Prazer. Sirva com vegetais frescos ou passado no pão.

SERVE 6 PESSOAS (RENDE 2 XÍCARAS)

2 xícaras de folhas de espinafre, bem lavadas e picadas
300 g de tofu firme, escorrido
1 ½ colher de sopa de suco de limão
3 colheres de sopa de cebolinha picada
½ colher de chá de alho em pó
½ colher de chá de cominho
2 colheres de sopa de segurelha fresca

Cozinhe o espinafre no vapor por 2 a 3 minutos. Passe todos os ingredientes no processador de alimentos até obter um purê homogêneo. Deixe esfriar por 2 a 4 horas. Sirva com vegetais frescos ou como pasta para sanduíche.

Pasta de feijão-branco e pimentão vermelho

CHEF DEL SROUFE I WELLNESS FORUM FOODS [COMIDAS DO FÓRUM DO BEM-ESTAR]

EU ADORO HOMUS, e existem várias receitas de homus com pouca gordura por aí, mas de vez em quando eu quero algo um pouco diferente. Essa pasta é ótima como um acompanhamento para legumes ou como recheio de sanduíches.

SERVE 4 OU 5 PESSOAS

1 lata (450 g) de feijão-branco, escorrido e lavado
4 colheres de chá de missô branco
1 dente de alho, amassado
2 colheres de sopa de suco de limão
Raspas da casca de 1 limão
Pimenta caiena

Coloque todos os ingredientes na jarra do processador de alimentos e bata até obter um purê homogêneo e cremoso.

Pesto de berinjela com noz-pecã

JO STEPANIAK | BREAKING THE FOOD SEDUCTION [ROMPENDO A SEDUÇÃO DA COMIDA] POR NEAL BARNARD, MD

AQUI ESTÁ UM pesto incrível sem laticínios, bem simples de preparar. Ele é igualmente delicioso como dip, molho servido em temperatura ambiente ou como um molho quente sobre massas ou cereais.

RENDE CERCA DE 3 XÍCARAS

½ xícara de água
1 cebola média, cortada em cubos
½ colher de chá de alho amassado
1 berinjela grande, descascada
1 xícara de noz-pecã
½ xícara de manjericão fresco, bem comprimido
2 a 3 colheres de sopa de suco de limão
2 a 4 colheres de sopa de missô light

1. Aqueça a água numa frigideira grande antiaderente. Junte a cebola e o alho e cozinhe em fogo médio-alto por 5 minutos.
2. Enquanto isso, corte a berinjela em cubos de 1 cm. Adicione à frigideira, tampe e reduza o fogo para médio. Cozinhe, mexendo com frequência, até a berinjela ficar bem macia, por 25 a 30 minutos. Se necessário, acrescente um pouco mais de água para evitar que a berinjela grude na frigideira.
3. Depois que ficar macia, transfira para o liquidificador. Adicione os ingredientes restantes e bata até ficar homogêneo. A mistura ficará grossa.
4. Sirva imediatamente enquanto ainda estiver quente ou em temperatura ambiente. Guarde a sobra na geladeira e reaqueça para servir.

Risoto de pesto de rúcula

MOIRA NORDHOLT | THE FEEL GOOD GURU [GURU DO BEM-ESTAR]

ESSE PRATO, mesmo sem manteiga, queijo e caldo de carne, tem uma cremosidade que lembra o prato italiano tradicional. O pesto é uma versão verde e fresca com rúcula e espinafre, abacate maduro no lugar do azeite de oliva e um bocado generoso de missô suave para dar o sabor de "queijo". O abacate fornece uma ótima consistência cremosa que adere bem ao arroz. Comece com uma panela de arroz integral de grão curto orgânico cozido quente.

RENDE PESTO SUFICIENTE PARA 6 PORÇÕES DE ARROZ

1 abacate maduro
4 xícaras de rúcula orgânica, não muito cheias
4 xícaras de espinafre orgânico, não muito cheias
1 maço pequeno de manjericão
1 maço pequeno de salsa
5 dentes de alho
3 colheres de sopa de missô branco suave
¼ xícara de caldo de legumes sem sal
½ xícara de sementes de cânhamo

1. Corte o abacate ao meio e descarte o caroço e a casca. Coloque no processador de alimentos o abacate, a rúcula, o espinafre, o manjericão, a salsa, o alho, o missô e o caldo de legumes e bata até ficar cremoso. Acrescente as sementes de cânhamo e bata rapidamente para misturar. Se preferir o pesto um pouco mais ralo, adicione pequenas quantidades de água até chegar à consistência desejada.
2. Misture o pesto com o arroz integral quente e sirva.

DICA ▶ Você pode servir o pesto que sobrar com um macarrão penne ou qualquer outra massa, usar como pasta numa torrada, ou colocar sobre rodelas de abobrinha ou pepino escavadas para compor um elegante aperitivo.

VARIAÇÕES:

▶ Salpique com "parmesão" vegano: bata juntos cerca de 1 xícara de noz orgânica com 1/2 xícara de levedura nutricional e 1 colher de chá de sal marinho céltico.

▶ Para um risoto mais substancioso e crocante, misture tirinhas de couve, pimentão vermelho e abobrinha em cubos. Para dar mais vigor, esprema um pouco de limão.

Enrolados de alface

LEANNE CAMPBELL DISLA | WHOLE PLANTS COOKBOOK [O LIVRO DE RECEITAS DOS VEGETAIS INTEGRAIS]

A ALFACE SERVE como uma embalagem leve e crocante para o recheio aromático e saboroso. Crianças gostam de fazer seus próprios rolinhos, e você pode fazê-los maiores ou menores, dependendo se vai servi-los como aperitivo ou prato principal.

RENDE 6 A 10 ENROLADOS

6 a 10 folhas grandes de alface lisa
¼ xícara mais 2 colheres de sopa de água
1 xícara de castanhas d'água picadas
3 dentes de alho, amassados
1 colher de sopa de gengibre fresco cortado em cubos
3 cebolinhas, cortadas em cubos
2 cenouras grandes, raladas ou em fatias finas
1 talo de aipo, finamente picado
2 colheres de sopa de sementes de gergelim
350-400 g de tofu extrafirme, escorrido e cortado em fatias finas
2 colheres de sopa suco de limão
2 colheres de sopa de molho de soja
½ xícara de amendoim torrado
Sal e pimenta-do-reino

1. Lave as folhas de alface, sacuda para secar e reserve. Numa frigideira média, coloque ¼ xícara de água e a castanha d'água, o alho, o gengibre, a cebolinha, a cenoura e o aipo. Cozinhe em fogo médio-alto até que as cebolas fiquem translúcidas. Acrescente as 2 colheres de sopa de água, as sementes de gergelim, o tofu, o suco de limão e o molho de soja. Cozinhe por 1 ou 2 minutos.
2. Retire a frigideira do fogo, misture os amendoins e tempere com sal e pimenta-do-reino.
3. Coloque 2 a 3 colheres de sopa da mistura no centro de uma folha de alface e dobre as pontas sobre o recheio. Repita com as folhas e o recheio restantes. Aproveite.

Crostini de azeitona kalamata

ANASTASIA ST. JOHN I DEFENSORA DE DIETA E ESTILO DE VIDA COMPASSIVA

ESSE É um aperitivo gostoso, rápido e fácil de fazer. Sobras podem ser usadas como pasta para sanduíche.

SERVE 8 PESSOAS

1 xícara de azeitonas kalamata descaroçadas
1 dente de alho
1 colher de chá de alecrim seco
1 colher de chá de orégano seco
Pão integral com trigo germinado, fatiado

1. Aqueça o forno a 230°C.
2. Coloque as azeitonas, o alho e as ervas no processador de alimentos e bata até obter uma pasta homogênea.
3. Corte as fatias de pão em quatro, coloque numa assadeira e toste levemente no forno. Espalhe a pasta de azeitona em cada pedaço e sirva.

Quesadillas fáceis

ELISE MURPHY I FUNDAÇÃO T. COLIN CAMPBELL

ESSAS QUESADILLAS SÃO muito fáceis de fazer. Se você não tiver tempo de preparar o "queijo" da receita, pode usar qualquer tipo de homus no lugar.

RENDE 10 QUESADILLAS

2 xícaras de grão-de-bico cozido
3 colheres de sopa de levedura nutricional
2 dentes de alho
2 colheres de sopa de tahine
2 colheres de sopa de vinagre de vinho branco
2 colheres de sopa de missô light
1 colher de sopa de molho de soja com baixo teor de sódio
1 colher de chá de cebola em pó
1 colher de chá de cominho
1 colher de chá de sal
1 colher de chá de páprica
½ colher de chá de mostarda seca
Vinte tortilhas de trigo integral de 25 cm
1 lata de feijões veganos refritos sem óleo (eu uso a marca La Preferida de feijão-preto)
2 maços de cebolinha, picados
Salsa mexicana e guacamole adicionais para cobertura

1. Coloque o grão-de-bico, a levedura nutricional, o alho, o tahine, o vinagre, o missô, o molho de soja, a cebola em pó, o cominho, o sal, a páprica e a mostarda na jarra do processador de alimentos com uma lâmina "S". Bata até obter uma pasta homogênea. Você pode ter de raspar as laterais. Reserve. Esse é o "queijo".
2. Aqueça uma frigideira grande em fogo médio-alto.
3. Espalhe uma camada fina de "queijo" numa tortilha. Cubra com uma camada fina de feijão refrito, espalhe algumas colheradas de salsa mexicana e salpique a cebolinha picada.
4. Cubra com uma segunda tortilha e coloque com delicadeza na frigideira aquecida. Grelhe por 3 a 5 minutos, até a tortilha ficar crocante e começar a dourar no fundo. Vire e cozinhe o outro lado até estar crocante e dourado.
5. Retire da frigideira e corte em cunhas.
6. Repita com o resto das tortilhas.
7. Sirva quente, com salsa mexicana ou guacamole.

Yamadillas

MARY MCDOUGALL | O PROGRAMA MCDOUGALL

SIRVA COM SALSA mexicana (e guacamole, se você quiser), colocado com uma colher sobre elas. As yamadillas podem ser comidas com garfo e faca ou cortada em fatias menores, pegas com os dedos e mergulhadas em salsa mexicana e/ou guacamole.

SERVE 8 PESSOAS

1 kg de garnet yam, descascada e cortada em pedaços
2 colheres de sopa de caldo de legumes
2 colheres de sopa de pimenta-verde picada
2 colheres de chá de suco de limão
1 colher de chá de chipotle picado em molho adobo
¾ colher de chá de cominho em pó
½ colher de chá de alho amassado
1 lata (452 g) de feijão-preto, escorrido e lavado
8 tortilhas de trigo integral
Salsa mexicana fresca de sua escolha
Guacamole (ou Guacamole de Ervilha, página 74)

1. Coloque a batata-doce numa panela de aço inoxidável com água suficiente para cobri-la. Quando ferver, reduza o fogo, tampe e cozinhe por cerca de 12 minutos, até ficar macia. Escorra a água e acrescente o caldo de legumes. Amasse até ficar razoavelmente homogêneo e então junte a pimenta-verde, o suco de limão, o chipotle, o cominho e o alho, sempre mexendo. Misture bem, adicione o feijão-preto e misture de novo.
2. Aqueça uma chapa ou frigideira grande antiaderente em fogo médio. Espalhe um pouco da mistura na metade de uma tortilha e então dobre-a e aperte. Coloque a tortilha dobrada na chapa e cozinhe por cerca de 2 minutos e meio de cada lado, virando várias vezes para evitar que queime. Repita com o restante da mistura e das tortilhas. Coloque uma colherada de salsa e/ou guacamole por cima e sirva.

DICA ▶ Essa receita rende uma grande quantidade. No entanto, elas se conservam bem de um dia para o outro na geladeira e, reaquecidas na chapa no dia seguinte, têm o mesmo sabor das feitas na hora.

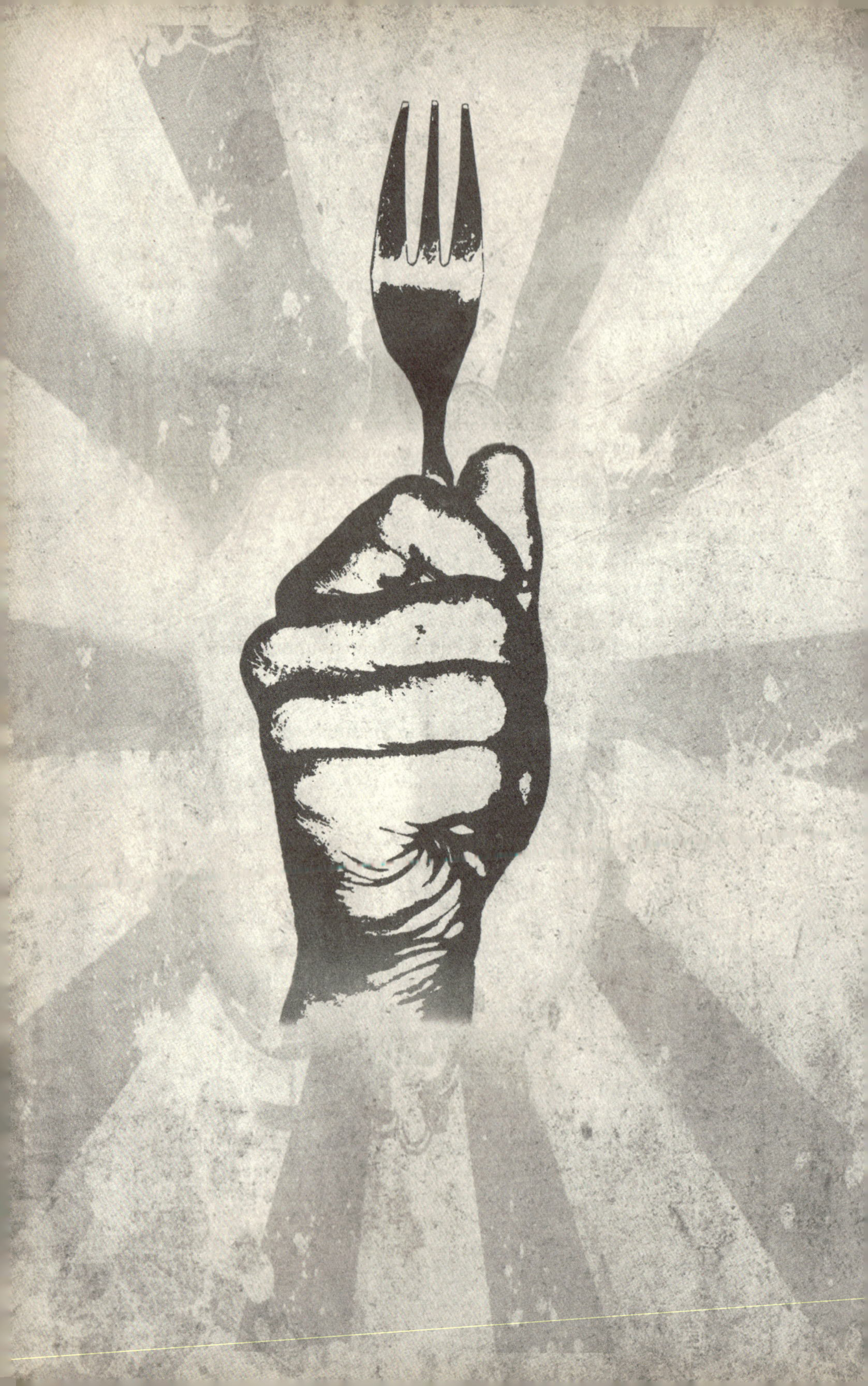

Sopa de Abóbora Cabotiã

ALAN GOLDHAMER E DOUG LISLE I THE HEALTH PROMOTING COOKBOOK [O LIVRO DE RECEITAS DA PROMOÇÃO DE SAÚDE]

Essa sopa homogênea e aveludada tem uma bela cor de laranja e fica muito bonita guarnecida com um ramo de salsinha.

SERVE 8 PESSOAS

7 xícaras de caldo de legumes ou água
3 abóboras cabotiã, descascadas e cortadas em pedaços
2 cenouras grandes, descascadas e cortadas em pedaços
1 batata-doce grande, descascada e cortada em pedaços
1 colher de chá de gengibre ralado
1 colher de chá de sálvia
2 xícaras de milho verde fresco ou congelado

1. Em uma panela de 7,5 litros, leve o caldo ou a água para ferver e então acrescente todos os ingredientes, com exceção do milho, mexendo sempre. Cozinhe em fogo médio-alto por 20 minutos ou até a abóbora ficar macia.
2. Bata a sopa em lotes no processador de alimentos ou no liquidificador até ficar homogênea. Coloque de volta na panela, adicione o milho e reaqueça em fogo baixo por 10 minutos.

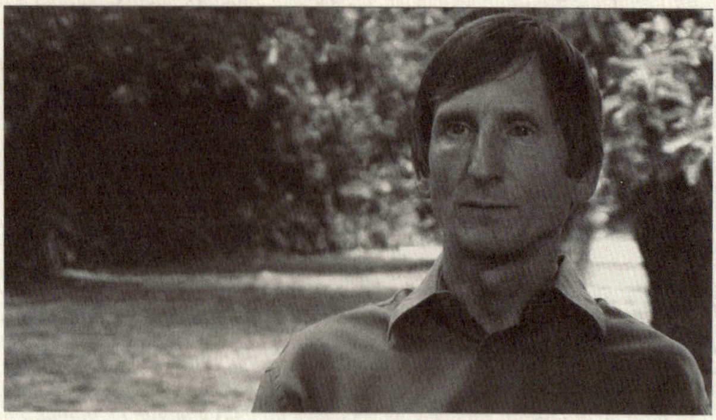

Doug Lisle, PhD

O DR. DOUG LISLE, formou-se pela Universidade da Califórnia em San Diego, recebeu a President's Fellowship e foi bolsista da DuPont na Universidade da Virgínia, onde concluiu o doutorado em psicologia clínica. Autor do livro *The Pleasure Trap* [A armadilha do prazer], Doug trabalhou com Collin Campbell, John McDougall e outros cientistas na análise do impacto das mudanças de estilo de vida e de alimentação no tratamento de doenças crônicas.

As escolhas feitas por Doug ao longo de sua carreira foram altamente influenciadas pelo estudo da genética, o que o levou a compreender o comportamento autodestrutivo a partir de uma nova perspectiva – que os vícios são resultantes da busca de nossos instintos por ilusões (o que ele chama de "armadilhas do prazer"). Hoje, Doug dedica sua prática médica a ajudar os pacientes a compreender como dominar e superar a autossabotagem.

"Os problemas de saúde que vemos hoje resultam de excessos na alimentação", ele afirma. "As pessoas estão simplesmente ingerindo muitas calorias. Não precisamos discutir se há muita gordura ou muitos carboidratos – a verdade é que há muita comida. E o questionamento é: por quê?

"O que sempre ouvimos é que as pessoas se tornaram muito sedentárias ou complacentes demais. Mas tais explicações não resistem a um exame científico criterioso – afinal, não haveria motivo para que de repente nos tornássemos mais complacentes, *muito mais* complacentes, do que éramos há vinte ou trinta anos. Então deve ser outra coisa.

"Essa 'outra coisa' é o que chamo de *armadilha do prazer*. É o que acontece quando nossa psicologia natural – originária de um mundo antigo onde ter o suficiente para comer era uma luta – se choca com o ambiente moderno, que transborda em excessos.

"Todo animal complexo possui dentro de si o que chamamos de tríade motivacional: um sistema de orientação motivacional dividido em três partes que o direciona para (1) buscar o prazer, (2) evitar a dor e (3) conservar energia. No mundo natural, isso significa encontrar a melhor comida, evitar predadores e pegar cada atalho disponível para economizar as preciosas calorias.

"Esse sistema está dentro de cada criatura, do gafanhoto à gazela, e isso move o comportamento humano também. O problema é que se você for 'esperto' o suficiente, é possível driblar o sistema – isto é, você pode criar instrumentos e experiências para solapar este mecanismo, de forma que uma escolha *pareça* certa, mas *não seja*. Hoje, vemos os efeitos desses truques em todo lugar, desde usar drogas a fumar cigarros e ingerir álcool, mas, dentre todos, o truque mais comumente usado é ingerir alimentos altamente processados.

"O método é o mesmo em cada caso. Drogas, álcool, alimentos processados – eles superestimulam o mecanismo do prazer e o resultado é o comportamento desequilibrado e fora de controle. Essa é a armadilha do prazer, na qual a velha mensagem de prazer nos diz que estamos fazendo a coisa certa. Mas não estamos.

"A engenhosidade da economia moderna em pregar essa peça tem exercido maior influência nos últimos anos. É por *isso* que temos hoje essas surpreendentes epidemias de obesidade, de doença cardíaca, de câncer, de diabetes e de outros problemas atualmente. Tais doenças são causadas por uma dieta excessivamente rica, que nos leva a uma complacência excessiva, cada vez maior, a menos que sejamos afortunados o suficiente para compreender e evitar a armadilha do prazer."

Sopa de tomate de sonho

CHEF AJ I UNPROCESSED [NÃO PROCESSADO]

UMA VERSÃO BEM mais saudável de uma receita favorita das crianças com uma variação, reminiscente da Sopa de Tomate Cremosa da Campbell's.

SERVE 4 COMO APERITIVO OU 2 COMO ENTRADA

450 g de tomate italiano, picado
2 pimentões vermelhos, sem sementes
1 dente de alho
6 a 8 folhas de manjericão fresco
Suco de 1 limão
2 colheres de sopa de tomate seco em pó (veja dica)
¼ colher de chá de chipotle em pó (ou mais, a gosto)
½ xícara de sementes de cânhamo descascadas, opcional

Bata em alta potência no liquidificador os tomates, os pimentões, o manjericão, o suco de limão, o tomate em pó e o chipotle até obter um purê homogêneo. Acrescente as sementes de cânhamo e bata de novo até ficar cremoso. O liquidificador em alta potência irá aquecer a sopa sem que ela precise ser aquecida no fogão. Sirva imediatamente.

DICA▶ Se não encontrar tomate seco em pó, é fácil fazê-lo você mesmo: apenas moa tomates secos duros (não os conservados em óleo) num moedor de café.

Sopa ensolarada de batata-doce

CHRISTY MORGAN | THE BLISSFUL CHEF [O CHEF FELIZ]

NÃO APENAS VOCÊ pode fazer essa sopa em menos de 30 minutos, mas também ela não contém glúten nem soja e é cheia de antioxidantes e betacaroteno dos vegetais cor de laranja. Toda a família vai gostar!

SERVE 2 OU 3 PESSOAS

3 xícaras de água ou caldo
1 xícara de abóbora descascada e cortada em cubos
3 xícaras de batata-doce descascada e cortada em cubos
1 colher de chá de tomilho seco
¼ colher de chá de noz-moscada
1 colher de sopa de levedura nutricional
1 colher de chá de vinagre de maçã
Molho de soja
Ervas frescas

1. Coloque a água ou o caldo, a abóbora e uma pitada de sal numa panela e leve para ferver. Tampe e deixe cozinhar em fogo brando por 5 minutos. Acrescente a batata-doce, o tomilho e a noz-moscada e mexa. Espere ferver novamente, então abaixe o fogo e cozinhe até os vegetais estarem macios, por cerca de 10 minutos. Deixe a sopa esfriar um pouco.
2. Bata a sopa no liquidificador até ficar homogênea. Coloque de volta na panela, adicione a levedura nutricional e o vinagre, mexa e cozinhe por alguns minutos até ficar quente. Tempere com molho de soja, conforme necessário. Sirva decorada com ervas frescas.

Sopa de batata-doce e ervilha partida com estragão

ANN CRILE ESSELSTYN

ESSA SOPA É simples e muito deliciosa com seu sabor sutil de estragão e as batatas ligeiramente doces. Ela é cozida em dois estágios para que as ervilhas fiquem cremosas e as batatas-doces e cebolas mantenham a textura. Se disponível, use batata-doce amarela, que tem uma cor mais rica do que as batatas-doces comuns, que são amarelo-pálidas. Não se preocupe em descascá-las. Estragão fresco faz toda a diferença.

A sopa serve como um ótimo almoço, ou você pode servi-la no jantar com uma incrível salada de verduras e pão ou pão árabe torrado.

SERVE 6 A 8 PESSOAS

8 xícaras (1,8 litro) de caldo de legumes ou água
2 xícaras de ervilha partida
1 folha de louro
½ colher de chá de mostarda seca
1 cebola roxa grande, picada (cerca de 2 xícaras)
3 batatas-doces médias, em cubos (7 a 8 xícaras)
½ xícara de estragão fresco picado (aproximadamente 20 g) ou 2 colheres de chá de estragão seco
Pimenta-do-reino

Coloque o caldo (ou a água), a ervilha, o louro e a mostarda numa panela e leve para ferver. Abaixe o fogo, tampe e cozinhe por 40 minutos, ou até a ervilha começar a desmanchar. Acrescente a cebola roxa, a batata-doce e o estragão e mexa. Deixe cozinhar por 30 minutos, ou até a batata-doce ficar macia e a ervilha, cremosa.

Sopa de ervilha partida

MATT LEDERMAN E ALONA PULDE - COM AGRADECIMENTOS PARA SHOSHANA PULDE I KEEP IT SIMPLE, KEEP IT WHOLE [SEJA SIMPLES, SEJA INTEGRAL]

É RECOMPENSADOR ALGO tão simples ter um sabor tão bom. Nós gostamos de comer essa sopa com uma salada de verduras para uma refeição fácil e saudável.

SERVE 4 PESSOAS

1 cebola, picada
1 ½ xícara de ervilha partida
2 cenouras grandes, picadas
10 xícaras de água fervente
2 colheres de caldo de vegetais em pó para "sopa de galinha vegana"
Sal e pimenta-do-reino, opcional
Salsinha fresca, opcional

Refogue a cebola numa panela grande com um pouco de água até ficar dourada. Acrescente a ervilha partida, a cenoura e a água e leve para ferver. Adicione o caldo em pó para "sopa de galinha vegana" e reduza o fogo. Deixe cozinhar por cerca de 1 hora, mexendo de vez em quando para evitar que grude. Tempere com sal e pimenta a gosto. Sirva quente, decorada com um pouco de salsinha picada.

Sopa fria de abacate

TAL RONNEN I QUANTUM WELLNESS POR KATHY FRESTON

EM DIAS QUENTES, uma xícara dessa sopa fria é um jato de delícia verde – e perfeita para começar o almoço ou jantar.

SERVE 4 PESSOAS

2 abacates maduros, cortados no meio e descaroçados
⅓ xícara de ervilha, cozida e fria
4 xícaras de caldo de legumes frio
Suco de 1 limão
Sal e pimenta a gosto

Bata todos os ingredientes no liquidificador até ficar homogêneo.

Sopa de ervilha amarela partida e alho-poró

LEWIS FREEDMAN E PRISCILLA TIMBERLAKE | COMMUNITY DINNERS SERVED WITH LOVE [JANTARES COMUNITÁRIOS SERVIDOS COM AMOR]

ESSA SOPA SIMPLES e apetitosa exige muito pouco tempo de preparo, é bastante rica e satisfaz.

SERVE 8 PESSOAS

2 xícaras de ervilha amarela partida
6 xícaras de água
2 cenouras, cortadas em cubinhos
1 cebola roxa, cortada em cubinhos
3 alhos-porós, com as partes branca e verde separadas e cortadas em cubinhos
4 talos de aipo, cortados em cubinhos
½ colher de chá de sal marinho
2 colheres de sopa de molho de soja

1. Coloque as 6 xícaras de água numa panela, leve para ferver e acrescente a ervilha. Reduza o fogo para médio-baixo e cozinhe até a ervilha ficar macia, por cerca de 2 horas.
2. Quando a ervilha estiver macia, adicione a cenoura, a cebola e a parte branca do alho-poró. Cozinhe por 20 a 30 minutos até os vegetais estarem macios. Junte o aipo e cozinhe por 5 minutos. Acrescente o sal, o molho de soja e a parte verde do alho-poró e cozinhe por mais 7 a 10 minutos. Sirva.

Creme de brócolis de luxo

ANASTASIA ST. JOHN | DEFENSORA DE DIETA E ESTILO DE VIDA COMPASSIVA

ESSA SOPA É bem forte... perfeita como uma refeição por si mesma. Uma grande panela dessa sopa rica e cremosa não vai durar muito!

SERVE 6 PESSOAS

6 xícaras de caldo de legumes
1 xícara de castanhas de caju cruas
1 cebola média, picada fino
1 talo de aipo, picado fino
1 cenoura grande, picada
1 dente de alho, amassado
½ pimentão vermelho grande, picado
2 batatas médias não descascadas, em cubos
1 cabeça grande de brócolis, incluindo o talo, picado (cerca de 4 xícaras)
2 colheres de chá de tomilho seco
1 colher de chá de sal marinho
½ colher de chá de pimenta-do-reino

1. Bata no liquidificador 1 xícara de caldo de legumes com as castanhas de caju até ficar homogêneo. Reserve.
2. Numa panela grande, cozinhe a cebola, o aipo e a cenoura com uma xícara de caldo de legumes em fogo médio por 5 minutos. Acrescente o alho, o pimentão e a batata e cozinhe por mais 2 minutos. Junte as 4 xícaras restantes de caldo de legumes e o brócolis, o tomilho, o sal e a pimenta-do-reino e espere ferver em fogo alto. Tampe, abaixe o fogo e deixe cozinhar até o brócolis e a batata estarem macios, por cerca de 10 minutos.
3. Adicione a castanha reservada e mexa até incorporar. Retire a panela do fogo e bata cerca de metade da sopa no liquidificador, em pequenos lotes, até ficar lisa. Coloque a sopa batida de volta na panela e reaqueça, mexendo bem. Sirva.

Sopa espessa de feijão e cevada

JO STEPANIAK | BREAKING THE FOOD SEDUCTION [ROMPENDO A SEDUÇÃO DA COMIDA] POR NEAL BARNARD, MD

CEVADA É DELICIOSA, isso sem mencionar que é uma excelente fonte de fibras solúveis, que reduzem os níveis de colesterol no sangue. Quanto mais você cozinhar essa grossa e forte sopa, mais cremosa e rica em sabor ela ficará.

RENDE 2 LITROS

8 xícaras de água ou caldo de legumes
1 xícara de feijão-branco, deixado de molho de um dia para o outro e escorrido
1 xícara de cebola picada
1 xícara de cenoura picada
1 talo de aipo, picado fino
½ xícara de cevadinha
1 colher de sopa de alho amassado
1 colher de chá de tomilho
Sal e pimenta-do-reino

Coloque a água e o feijão numa panela grande e leve ao fogo. Quando ferver, acrescente os ingredientes restantes, com exceção do sal e da pimenta. Espere ferver novamente, reduza o fogo para médio, tampe e deixe cozinhar até a cevadinha e o feijão ficarem macios e o caldo estar cremoso, por cerca de 1 ½ a 2 horas. Tempere com sal e pimenta a gosto. Sirva quente.

Sopa cremosa de milho

CHEF AJ I UNPROCESSED [NÃO PROCESSADO]

EU PREFIRO essa sopa servida fria, como um gaspacho.

SERVE 4 PESSOAS COMO APERITIVO OU 2 COMO ENTRADA

2 ½ xícaras de leite integral de amêndoa sem adição de açúcar, frio
2 ½ xícaras de milho verde fresco ou congelado (e descongelado), e mais um pouco para decorar, opcional
1 chalota pequena
1 abacate maduro, e mais um pouco para decorar, opcional
Cebolinha ou coentro fresco, opcional

Bata todos os ingredientes no liquidificador até ficar homogêneo. Coloque em tigelas com uma concha e, se quiser, decore com cebolinha ou coentro, abacate em cubos e grãos de milho.

VARIAÇÃO:

▶ Para dar ainda mais sabor, acrescente um pouco de tomate seco em pó e chipotle em pó.

Sopa vigorosa de feijão-branco italiano

MOIRA NORDHOLT | THE FEEL GOOD GURU [GURU DO BEM-ESTAR]

ESSA RECEITA TEM início na noite anterior, quando você precisa lavar o feijão cannellini e cobrir com água para deixá-lo de molho. Leve para cozinhar um pouco antes de começar a picar os vegetais e ele estará macio quando você estiver pronto para fazer a sopa.

SERVE BEM 2 PESSOAS

1 xícara de feijão cannellini (feijão-branco italiano), demolhado
1 cubo de caldo de legumes sem sal
4 dentes de alho, amassados
½ cebola roxa, em cubos
2 talos de aipo, em cubos
3 talos de erva-doce, ou 1/2 bulbo de erva-doce, em cubos
1 abobrinha, em cubos
1 maço de espinafre, picado
1 colher de chá de orégano
4 folhas de sálvia fresca, picadas
1 colher de chá de salsinha
Molho de soja
1 colher de chá de sal marinho
Pimenta-do-reino moída na hora
1 limão

1. Escorra o feijão, coloque numa panela, cubra com água e leve ao fogo. Quando ferver, abaixe o fogo e deixe cozinhar até ficar *al dente*.
2. Numa panela grande, dissolva o cubo de caldo em ¼ de xícara de água em fogo médio. Acrescente o alho e a cebola. Cozinhe, mexendo constantemente, até amolecer. Adicione o aipo, a erva-doce e uma pitada de sal marinho. Deixe os vegetais murcharem, cubra com água mineral e leve ao ponto de fervura. Deixe cozinhar por 5 a 10 minutos.
3. Acrescente a abobrinha, o espinafre, o feijão cozido, o orégano, a sálvia, a salsinha, molho de soja a gosto, o sal marinho e pimenta-do-reino. Cozinhe por mais 5 minutos ou até a abobrinha ficar cozida, mas ainda firme. Desligue o fogo. Esprema o suco de um limão inteiro na sopa. Ajuste o tempero ao seu gosto e sirva.

Sopa de lentilha

CHEF DEL SROUFE I WELLNESS FORUM FOODS [COMIDAS DO FÓRUM DO BEM-ESTAR]

LENTILHA, UMA REPRESENTANTE poderosa da família das leguminosas em termos nutricionais, é uma excelente fonte de fibras que reduzem o colesterol. Rápida e fácil de preparar, absorve sem dificuldades uma variedade de sabores de outros alimentos e temperos.

SERVE 6 PESSOAS

1 cebola grande, cortada em cubinhos
2 cenouras médias, cortadas em cubinhos
2 talos de aipo, cortados em cubinhos
3 dentes de alho, amassados
3 colheres de sopa de extrato de tomate
2 folhas de louro
1 colher de chá de tomilho fresco, picado
1 colher de chá de estragão fresco, picado
¼ de maço de salsinha fresca, picada fino
1 ½ xícara de lentilhas verdes
1,8 litro de caldo de legumes
1 ½ colher de chá de sal marinho
2 colheres de sopa de mostarda Dijon
Pimenta-do-reino

1. Salteie a cebola, a cenoura e o aipo numa panela grande em fogo médio-alto por 7 a 8 minutos. Se necessário, acrescente de 1 a 2 colheres de sopa de água por vez para evitar que os vegetais grudem na panela.
2. Junte o alho, o extrato de tomate, as folhas de louro, o tomilho, o estragão e a salsinha. Cozinhe por mais um minuto. Acrescente as lentilhas, o caldo de legumes e o sal marinho Quando ferver, abaixe o fogo e deixe cozinhar, parcialmente tampado, até as lentilhas estarem macias, 25 a 35 minutos. Adicione a mostarda, tempere com pimenta-do-reino e mexa. Retire as folhas de louro antes de servir.

Sopa de lentilha vermelha

DARSHANA THACKER | CHEF VEGANO AYURVÉDICO

A COMBINAÇÃO DE lentilhas e cereal faz desse prato único uma refeição saudável. Você pode substituir os vegetais por outros à sua escolha. Se utilizar cevada no lugar de arroz integral, deixe-a de molho por algumas horas antes de usar.

SERVE 4 A 6 PESSOAS

¼ xícara de cevada ou arroz integral
4 ¾ xícaras água
1 xícara de lentilha vermelha
½ colher de chá de sementes de cominho
¼ xícara de cebola picada bem fino
¼ colher de chá de pasta de pimenta-verde
½ colher de chá de gengibre ralado
¼ xícara de tomate picado fino
¼ colher de chá de alho amassado
¼ colher de chá de cúrcuma em pó
¼ colher de chá de sal
⅛ colher de chá de pimenta-do-reino
¼ xícara de couve-flor, separada em pequenos buquês
¼ xícara de cenoura, cortada em pedaços pequenos
¼ xícara de vagem, cortada em pedaços pequenos
2 colheres de sopa de suco de limão
1 colher de sopa de coentro fresco picado fino

1. Se for usar cevada, cubra-a com água e deixe de molho por 3 a 4 horas. Lave bem. Coloque a cevada e 1 ½ xícara de água numa panela e leve ao fogo. Quando ferver, abaixe o fogo e deixe cozinhar até ficar macia, cerca de 15 a 20 minutos. Reserve.
2. Se usar arroz integral, lave o arroz e coloque-o numa panela com 1 ½ xícara de água. Leve ao fogo e, quando ferver, reduza o fogo e cozinhe por cerca de 5 minutos, tampe e cozinhe por mais 10 a 15 minutos. Reserve.
3. Lave bem a lentilha, coloque numa panela com 3 xícaras de água e leve ao fogo. Quando ferver, abaixe o fogo e cozinhe até ficar macia.
4. Torre levemente as sementes de cominho numa frigideira, de um a 2 minutos. Acrescente a cebola, a pasta de pimenta e o gengibre e cozinhe

por 1 minuto, mexendo constantemente, e então adicione ¼ de xícara de água. Cozinhe até a cebola ficar translúcida, 3 a 4 minutos. Junte o tomate, o alho, a cúrcuma, o sal e a pimenta-do-reino e cozinhe até o tomate amolecer, cerca de 5 minutos.

5. Acrescente a mistura de tomate, a couve-flor, a cenoura e a vagem à lentilha. Leve à fervura, abaixe o fogo e deixe cozinhar até os vegetais ficarem macios, cerca de 15 minutos. Acrescente o arroz ou cevada cozida e espere a sopa ferver novamente. Adicione o suco de limão e sirva quente, guarnecido com o coentro.

Sopa Dal saudável

MARY MCDOUGALL I O PROGRAMA MCDOUGALL

ESSA É UMA de nossas sopas favoritas. Eu a faço ao menos uma vez por semana.

SERVE 4 PESSOAS

3 ¼ xícaras de água
1 cebola, picada
2 dentes de alho, amassados
1 ½ colher de chá de gengibre fresco ralado
1 colher de chá de páprica defumada
¼ colher de chá de cominho em pó
Pimenta-do-reino moída na hora
1 xícara de lentilhas vermelhas partidas
1 lata (425 g) de grão-de-bico, escorrido e lavado
1 lata (410 g) de tomate cortado em cubos
2 xícaras de batata em pedaços
1 colher de sopa de suco de limão
1 a 2 colheres de chá de pasta de pimenta (sambal oelek)
2 xícaras de acelga picada
Sal marinho, opcional

1. Aqueça ¼ xícara de água numa panela grande em fogo médio-alto. Acrescente a cebola e o alho e cozinhe, mexendo ocasionalmente, por 3 a 4 minutos, até ficarem macios.
2. Adicione à panela o gengibre, a páprica, o cominho e pimenta-do-reino e mexa bem. Junte as 3 xícaras de água restantes e as lentilhas, o grão-de-bico, o tomate e a batata. Quando ferver, reduza o fogo, tampe e deixe cozinhar por 50 minutos, ou até as lentilhas estarem macias. Acrescente o suco de limão, a pasta de pimenta (comece com 1 colher de chá e adicione mais a gosto) e a acelga. Cozinhe por mais 5 a 7 minutos, até a acelga ficar macia. Tempere com um pouco de sal marinho, se desejar. Sirva quente.

Sopa de feijão-preto do Exsalus

MATT LEDERMAN E ALONA PULDE | KEEP IT SIMPLE, KEEP IT WHOLE [SEJA SIMPLES, SEJA INTEGRAL]

EXPERIMENTE ESSA SOPA saudável para uma refeição deliciosa, com um gostinho especial das pimentas.

SERVE 4 PESSOAS

1 ½ xícara de cebola picada
1 xícara de cenoura picada
1 xícara de aipo picado
6 latas (de 430 g) de feijão-preto
450 g de milho verde congelado
4 latas (de 450 g) de tomate picado temperado com pimenta-verde
2 pimentas-doces, picadas
1 pimenta jalapeño, picada
3 maços de verduras (como couve, repolho ou acelga), picadas ou rasgadas, sem os talos
½ a 1 xícara de coentro fresco
salgadinhos de milho sem gordura

1. Coloque 1 xícara de cebola e a cenoura, o aipo, o feijão-preto, o milho, o tomate, a pimenta-doce e a pimenta jalapeño numa panela grande. Leve para ferver e então reduza o fogo e deixe cozinhar por 30 minutos.
2. Enquanto a sopa está cozinhando, refogue a ½ xícara de cebola restante com as verduras numa frigideira com um pouco de caldo de legumes ou água por cerca de 10 minutos.
3. Bata as verduras cozidas e o coentro fresco no processador de alimentos. Acrescente as verduras batidas à sopa e mexa bem. Sirva com os salgadinhos de milho quebrados misturados com a sopa.

Sopa de feijão-preto defumado rica em nutrientes

CHEF AJ I UNPROCESSED [NÃO PROCESSADO]

O ORÉGANO MEXICANO pedido nessa receita é mais forte do que o orégano típico, tanto no aroma quanto na textura. O aroma combina melhor com os sabores intensos dos pratos mexicanos, e tem um tom cítrico distinto e agradável. Se você não puder encontrá-lo, use orégano comum.

Ninguém irá adivinhar que há 900 gramas de verduras escondidos nessa deliciosa sopa. E como ela é batida, não é preciso picar nada. Essa receita rende o suficiente para uma festa!

SERVE 30 PESSOAS

12 xícaras (2,8 litros) de caldo de legumes com baixo teor de sódio
6 latas (de 430 g) de feijão-preto sem sal
2 cebolas roxas, descascadas
8 dentes de alho, descascados
450 g de cogumelos paris
450 g de repolho-chinês (cerca de 3 pés)
450 g de verduras (couve, repolho, mostarda, acelga ou uma combinação), picadas
2 batatas-doces grandes, descascadas
900 g de milho verde congelado, descongelado
2 colheres de sopa de tomate seco em pó
2 colheres de sopa de cominho em pó
2 colheres de sopa de orégano mexicano
1 colher de sopa de pasta de chipotle ou ¼ colher de chá de chipotle em pó
Suco e casca ralada de 4 limões
Sementes de abóbora, opcional
Coentro fresco, opcional

1. Coloque o caldo numa panela grande e leve para ferver. Reduza o fogo e acrescente o feijão, as cebolas, o alho, os cogumelos, o repolho-chinês, as verduras e as batatas-doces; mexa. Deixe cozinhar destampado por 30 minutos.
2. Retire a sopa do fogo e bata com um liquidificador de imersão. Adicione o milho, o tomate seco em pó, o cominho, o orégano, a pasta de chipotle, o suco e a casca de limão. Acrescente mais pasta de chipotle a gosto e decore com sementes de abóbora e coentro, se desejar.

DICA ► Se não encontrar feijão em conserva sem sal, escorra o feijão e lave muito bem antes de usar.

DICA ► Se não tiver um liquidificador de imersão, você pode bater com cuidado a sopa em pequenos lotes num liquidificador normal, e então levar de volta à panela antes de misturar os ingredientes restantes.

DICA ► A pasta de chipotle, que dá um sabor autêntico, está disponível online no www.shop.chipotlepeople.com. Ela tem apenas 10 miligramas de sódio por colher de chá e é uma adição incrível em molho de pimenta, guacamole e salsa mexicana. Se não encontrar a pasta, você pode substituir por pimentas chipotle em lata, que se encontra em qualquer seção de comidas internacionais no supermercado. *Muy sabrosa!*

Sopa minestrone saudável

MARY MCDOUGALL | O PROGRAMA MCDOUGALL

Essa é uma versão mais rápida do nosso minestrone favorito, que usa feijão em conserva em vez de feijão comum. Todo o sabor delicioso ainda está lá, no entanto, e com um pão fresco ela serve como uma refeição farta para várias pessoas.

SERVE 6 A 8 PESSOAS

1 cebola, picada
2 talos de aipo, fatiados
2 cenouras, fatiadas
1 colher de chá de alho esmagado
6 xícaras de caldo de legumes
½ xícara de vagem picada
1 ½ xícara de batata cortada em pedaços
1 ½ xícara de repolho picado
1 lata (410 g) de tomate picado
1 lata (225 g) de molho de tomate
1 lata (430 g) de grão-de-bico, escorrido e lavado
1 lata (430 g) de feijão-branco, escorrido e lavado
¼ xícara de salsinha
1 ½ colher de chá de manjericão
Pimenta-do-reino moída na hora
½ xícara de macarrão integral ou de arroz integral cru

1. Coloque a cebola, o aipo, a cenoura e o alho numa panela grande com ¼ xícara de caldo de legumes. Cozinhe em fogo médio-alto, mexendo ocasionalmente, por 2 a 3 minutos até os legumes amaciarem um pouco.
2. Acrescente as 5 ¾ xícaras de caldo restantes e a vagem, a batata, o repolho, o tomate, o molho de tomate, o grão-de-bico, o feijão-branco, a salsinha, o manjericão e pimenta-do-reino. Quando ferver, reduza o fogo, tampe e cozinhe por 45 minutos.
3. Adicione o macarrão, mexa bem e continue a cozinhar por mais 15 minutos, ou até o macarrão estar macio.

A salada de feijão-preto mais rápida

ANN CRILE ESSELSTYN | PREVINA E REVERTA DOENÇA CARDÍACA

NÓS PODEMOS COMER isso em todas as refeições no verão, até mesmo no café da manhã. É a salada que eu faço quando tenho de levar um prato para um evento, porque é muito rápida de fazer, todo mundo gosta e repete, e é a melhor propaganda para alimentação SEM ÓLEO. É fácil de fazer porções maiores acrescentando tomate ou milho congelado.

SERVE 4 PESSOAS

2 latas (de 450 g) de feijão-preto escorrido e BEM lavado!
1 tomate bem grande, picado
1 pacote de milho verde congelado
½ cebola, picada
1 lata de castanhas de água, escorridas, lavadas e picadas
1 maço de coentro, picado
½ limão, suco e casca ralada
3 colheres de sopa de vinagre balsâmico ou mais, a gosto

1. Coloque numa tigela (numa de vidro fica mais bonito) o feijão, o tomate, o milho, a cebola e as castanhas de água e misture. Lavar bem o feijão evita que a salada fique com uma aparência cinza.
2. Acrescente o coentro, o limão e o vinagre balsâmico e misture de novo. Sirva como prato único ou com sanduíches abertos de pepino para uma refeição perfeita.

Salada de grão-de-bico e espinafre

MARY MCDOUGALL | O PROGRAMA MCDOUGALL

ESSA É UMA das minhas saladas favoritas e com frequência eu a saboreio logo depois de preparar, mas ela se conserva bem na geladeira por vários dias.

SERVE 4 A 6 PESSOAS

3 latas (de 430 g) de grão-de-bico, escorrido e lavado
2 xícaras de espinafre fresco picado
½ xícara de pimentão vermelho picado
½ xícara de pimentão amarelo picado
3 cebolinhas, picadas finamente
½ xícara de molho sem óleo para salada
Pimenta-do-reino moída na hora

Misture o grão-de-bico, o espinafre, os pimentões e a cebolinha numa tigela. Regue com o molho de salada e mexa. Tempere com pimenta-do-reino. Leve à geladeira por 1 a 2 horas para apurar o sabor.

Salada da paz de Woodstock com molho de tahine

KRIS CARR | CRAZY SEXY DIET [DIETA LOUCAMENTE SEXY]

VOCÊ DECIDE O que colocar nessa salada... faça sua escolha entre os ingredientes que eu sugiro abaixo.

SALADA

Verduras orgânicas mistas (alface-romana, rúcula ou espinafre)
Pepino em cubos
Pimentão vermelho
Cenoura picada
Buquês de brócolis
Cebolas roxas em cubos
Repolho roxo picado
Brotos de sua escolha (meus favoritos são os de girassol e de feijão)
Abacate
Azeitonas
Sementes de cânhamo

MOLHO DE TAHINE

1 xícara de tahine
½ xícara de suco de limão
1 dente de alho
Água filtrada (use o suficiente para afinar e obter a consistência desejada)
Sal e pimenta a gosto

1. Prepare os ingredientes da salada de sua escolha e misture-os.
2. Numa tigela, misture todos os ingredientes do molho até ficarem combinados.
3. Tempere a salada e sirva.

Salada de repolho

KAREN CAMPBELL | A FAMÍLIA CAMPBELL

ESSA SALADA REFRESCANTE IRÁ acrescentar sabor a qualquer festa ou piquenique.

SERVE 3 PESSOAS

3 xícaras de repolho picado bem fino
1 cenoura, picada fino
3 colheres de sopa de vinagre
1 colher de sopa de adoçante, tal como o de agave
2 colheres de sopa de leite vegetal (veja página 68)
1 colher de sopa de maionese sem gordura (maionese de soja encontrada em lojas de alimentos naturais)
½ colher de chá de endro
¼ colher de chá de sal marinho
Pimenta-do-reino

Coloque o vinagre, o adoçante, o leite, a maionese, o endro e o sal numa tigela e mexa bem para misturar. Acrescente o repolho e a cenoura e misture. Salpique com pimenta-do-reino a gosto.

Salada de manga, limão e feijão

ANN CRILE ESSELSTYN | PREVINA E REVERTA DOENÇA CARDÍACA

TODO MUNDO AMA essa salada, então faça o dobro ou mesmo o triplo da receita. Ela some num instante! É realmente nossa salada de verão favorita de todos os tempos. A cebola roxa acrescenta uma pitada de cor e a casca ralada intensifica o sabor do limão. Assegure-se de que tenha bastante limão – ele faz toda a diferença!

SERVE 2 PESSOAS

1 manga, descascada e cortada em cubos
1 lata (430 g) de feijão-branco, escorrido e lavado
Cebola roxa, cortada em cubos, a gosto (comece com ½)
Coentro... bastante (1/2 xícara ou mais!)
Casca ralada de um limão
Suco de um limão com bastante sumo (2 colheres de sopa ou a gosto)

Combine todos os ingredientes e sirva sobre uma cama de rúcula ou alface baby ou, melhor de tudo, mâche, se conseguir encontrar. A salada também funciona como molho.

Salada de cenoura

ALAN GOLDHAMER E DOUG LISLE | THE HEALTH PROMOTING COOKBOOK [O LIVRO DE RECEITAS DA PROMOÇÃO DE SAÚDE]

UM PRATO MAIS LEVE, reminiscente da salada Waldorf, sem o molho pesado.

SERVE 3 PESSOAS

6 cenouras, fatiadas fino
2 maçãs, descascadas e cortadas em cubos
1 colher de sopa de suco de maçã
Suco de um limão
½ colher de chá de canela
½ xícara de uva-passa

Cozinhe a cenoura no vapor por 5 minutos. Misture todos os ingredientes numa tigela média. Deixe a salada esfriar por 1 hora antes de servir.

Salada de quinoa com groselhas

CHEF AJ | UNPROCESSSED

ESSA SALADA RÁPIDA e fácil tem a mistura perfeita de doce e salgado. Experimente a quinoa vermelha para dar mais cor.

SERVE 16 PESSOAS

1 caixa (450 g) de quinoa
1 xícara de suco de limão espremido na hora (cerca de 8 limões) e casca ralada dos limões
½ xícara de cebolinha bem picada
½ xícara de salsinha bem picada
½ xícara de hortelã bem picada
2 xícaras de groselhas vermelhas
1 xícara de sementes de romã (quando na época), opcional

1. Prepare a quinoa de acordo com as instruções da embalagem. Coloque numa tigela grande e deixe esfriar.
2. Regue a quinoa com o suco de limão. Acrescente a casca de limão ralada, a cebolinha, a salsa, a hortelã, as groselhas e as sementes de romã e misture bem. Leve à geladeira.

Salada de quinoa e grão-de-bico

MARY MCDOUGALL | O PROGRAMA MCDOUGALL

ESSA SALADA É brilhante, cítrica e cheia de sabor. Ela também contém dois dos meus ingredientes favoritos, grão-de-bico e quinoa, então eu a faço com frequência para desfrutá-la no almoço.

SERVE 6 A 8 PESSOAS

2 xícaras de água
1 xícara de quinoa, bem lavada
1 pimentão vermelho, picado
1 pimentão verde, picado
½ pimentão amarelo, picado
2 tomates, picados
1 maço de cebolinha picada
1 lata (410 g) de grão-de-bico, escorrido e lavado
½ xícara de salsinha fresca picada
¼ xícara de hortelã fresca picada
½ xícara de suco de limão siciliano
1 colher de sopa de molho de soja
Molho de pimenta
Pimenta-do-reino moída na hora

1. Coloque a água e a quinoa numa panela e leve ao fogo. Quando ferver, reduza o fogo, tampe e cozinhe por 15 minutos, até a água ser absorvida. Retire do fogo e reserve.
2. Enquanto isso, misture os pimentões, o tomate, a cebolinha, o grão-de-bico, a salsinha e a hortelã numa tigela grande. Acrescente a quinoa cozida e misture bem. Adicione o suco de limão, o molho de soja e várias pitadas de molho de pimenta, e mexa bem. Tempere com pimenta-do-reino a gosto. Cubra e leve à geladeira por pelo menos 2 horas antes de servir.

DICA ▶ A quinoa pode ficar amarga se não for bem lavada antes de cozinhar.

VARIAÇÃO:

▶ Use qualquer combinação de pimentões: você irá precisar de um total de 2 ½ xícaras.

Salada mediterrânea de quinoa

MOIRA NORDHOLT | THE FEEL GOOD GURU [GURU DO BEM-ESTAR]

A QUINOA ERA o "ouro dos incas" por causa das proteínas e da energia que fornecia aos guerreiros. Sim, se você tem quinoa na sua despensa, você é rico. Esse superalimento é na verdade uma semente, mas cozinha rápido como um grão e tem um sabor suave e cremoso, parecido com o de nozes. Eu adoro cozinhar quinoa, não só pelo incrível aroma e textura, mas por seu tempo de cozimento rápido. Você pode fazer uma panela em cerca de 15 minutos.

SERVE 2 PESSOAS COMO ENTRADA E 4 PESSOAS COMO ACOMPANHAMENTO

1 ½ xícara de quinoa
3 xícaras de água
½ xícara de grão-de-bico orgânico cozido (ou 1/2 lata de 430 g de grão-de-bico orgânico)
5 tomates secos, picados
½ xícara de sementes de cânhamo descascadas
½ pepino japonês, cortado em cubos
2 colheres de sopa de alcaparras
3 azeitonas grandes apimentadas, sem caroço e picadas
½ xícara de pinoles, tostados
Suco de um limão orgânico
Sal marinho rosa do Himalaia

1. Para cozinhar a quinoa, lave bem e cubra com as 3 xícaras de água; leve para ferver e então reduza o fogo, tampe e cozinhe por 15 minutos.
2. Coloque numa tigela o grão-de-bico, o tomate seco, as sementes de cânhamo, o pepino, as alcaparras, a azeitona e os pinoles e misture bem. Regue com o suco de limão e tempere com sal a gosto. Se quiser, acrescente mais suco de limão. Sirva morno, gelado ou em temperatura ambiente.

DICA▶ Para preparar o grão-de-bico, primeiro deixe de molho uma xícara de grão-de-bico em bastante água de um dia para o outro. Escorra, coloque numa panela com 1,8 litro de água e tampe. Leve para ferver, então reduza o fogo e deixe cozinhar até ficar macio, por 1 a 2 horas.

VARIAÇÃO:

▶ Acrescente o suco de uma laranja para ter um adorável sabor doce e forte.

A deusa niçoise

ISA CHANDRA MOSKOWITZ | APPETITE FOR REDUCTION [APETITE PARA REDUÇÃO]

A SALADA NIÇOISE é um item clássico de bistrô. São batatas no vapor, vagem crocante e azeitonas Niçoise mergulhadas num rico molho. Tradicionalmente ela é servida com atum, mas eu a sirvo com grão-de-bico levemente amassado, misturado com algumas alcaparras em conserva. Cafés com mesas nas calçadas em Nova York estão cheios de mulheres falando no celular, lendo a *Vogue* francesa e comendo essa salada. Agora você pode trazê-la para casa, sem o escapamento dos ônibus soprando na sua cara e o bêbado louco tentando roubar a cesta de pão da sua mesa.

O Molho de Alho da Deusa Verde é um acompanhamento perfeito, mas você pode servir com um vinagrete balsâmico mais tradicional, se preferir. Pequenas batatas rosadas vão melhor aqui, mas se você não as encontrar, então pique algumas comuns em pedaços de 2,5 centímetros. Essa receita gera um monte de pratos sujos, mas seja uma deusa e arranje alguém para lavá-los para você! Para administrar melhor o seu tempo, prepare o molho enquanto as batatas cozinham no vapor, ou (ainda melhor) prepare-o um dia antes.

SERVE 4 PESSOAS

1 lata (450 g) de grão-de-bico, escorrido e lavado
2 colheres de sopa de alcaparras
225 g de batatas rosadas pequenas inteiras
225 g de vagem, com os fios removidos
1 cebola roxa pequena, cortada em tiras finas
⅓ xícara de azeitonas Niçoise (azeitonas kalamata também servem)
8 xícaras de alface roxa picada
1 xícara de tomates-cereja (alguns amarelos, se você conseguir)
Salsinha e cebolinha picadas, para guarnecer
Cerca de ¾ xícara de Molho de alho da deusa verde (página 114)

1. Prepare sua panela a vapor para as batatas. Uma vez pronta, cozinhe as batatas no vapor por 10 a 15 minutos; elas devem ser perfuradas com facilidade com um garfo. Enquanto isso, encha uma tigela até a metade com gelo e água. Acrescente as vagens à panela a vapor e deixe por mais 2 minutos, até que as vagens estejam verde-brilhantes.
2. Transfira as batatas e vagens para a tigela com gelo imediatamente. Deixe esfriar enquanto prepara os outros ingredientes.
3. Coloque o grão-de-bico numa tigela e use um amassador de batata pequeno ou um garfo para amassá-lo. Não devem sobrar grãos inteiros,

mas eles também não devem ficar completamente lisos como homus, você vai querer um pouco de textura. Acrescente as alcaparras e 2 colheres de sopa do molho. Misture bem e reserve.

4. Para montar, coloque a alface numa tigela larga. Na salada niçoise, normalmente todos os componentes são mantidos juntos, em vez de mexidos. Coloque um punhado de batatas e vagens sobre a alface, junto com tiras de cebola e um punhado de tomates. Coloque uma colherada da mistura de grão-de-bico no centro e cubra com as azeitonas. Enfeite com as ervas picadas e sirva acompanhada do molho.

DICA▶ **Essa salada não usa toda a receita do molho; guarde o restante para fazer sanduíches no dia seguinte.**

Molho de alho da deusa verde

ISA CHANDRA MOSKOWITZ | APPETITE FOR REDUCTION [APETITE PARA REDUÇÃO]

ESSE É O negócio! Eu não uso a expressão "água na boca" à toa, mas no momento que esse molho toca minha língua ele permeia todas as papilas gustativas, e talvez até mesmo o cerne do meu ser. Esse sabor de ervas, de alho, cítrico, agradável e vibrante... Eu vou gastar todos o meu vocabulário culinário se continuar. Eu adoro derramá-lo sobre saladas de grãos e feijão. O tahine faz dele o acompanhamento natural numa refeição árabe típica, e o missô o torna igualmente ideal para pratos japoneses. Mas, na verdade, com todos esses sabores, ele é o melhor amigo de todos. Use qualquer missô que tiver à mão.

SERVE 6 PESSOAS (3 COLHERES DE SOPA CADA)

2 a 3 dentes de alho de tamanho médio
½ xícara de cebolinha
½ xícara de salsinha
2 colheres de sopa de tahine
2 colheres de sopa de levedura nutricional
1 colher de sopa de missô
⅓ xícara de água
2 colheres de sopa de suco de limão espremido na hora
½ colher de chá de sal

1. Bata 2 dentes de alho, a cebolinha e a salsa no processador de alimentos até tudo ficar picado. Acrescente os ingredientes restantes e bata até ficar homogêneo. Use uma espátula de borracha para raspar as laterais da jarra algumas vezes. Agora você deve ajustar o tempero a seu gosto. Veja se precisa de mais sal ou alho, e dilua o molho com uma colher ou duas de água, se necessário. Lembre que ele irá engrossar um pouco quando gelado, então, se parecer ralo, não se preocupe!
2. Transfira para um recipiente bem fechado e deixe na geladeira até estar pronto para servir.

Salada de alface-romana com morangos frescos e molho de morango com estragão

CHEF DEL SROUFE | WELLNESS FORUM FOODS [COMIDAS DO FÓRUM DO BEM-ESTAR]

FAÇA ESSA SALADA com os morangos mais frescos que encontrar. Faz toda a diferença do mundo! Se gostar, sirva a salada com o molho à parte para que cada convidado possa acrescentar quanto quiser. Esse molho realmente prova que você não precisa de óleo para alcançar um sabor pleno!

SERVE 4 PESSOAS E FAZ MOLHO SUFICIENTE PARA 12 PESSOAS

SALADA

1 pé grande de alface-romana, lavada, enxugada e cortada em pedaços de 2,5 cm
1 cebola roxa média, fatiada fino
½ xícara de sementes de girassol torradas, opcional
1 cenoura grande, descascada e ralada
1 caixinha (2 xícaras) de morangos frescos, lavados e cortados ao meio

MOLHO

4 xícaras de morangos, lavados e fatiados
1 chalota média, picada
½ xícara de vinagre balsâmico
½ colher de chá de pimenta-do-reino branca moída na hora
½ xícara de extrato de agave ou xarope de arroz integral
1 colher de sopa de estragão seco
1 colher de chá de sal

1. Misture todos os ingredientes da salada numa tigela grande.
2. Bata todos os ingredientes do molho no liquidificador até ficar homogêneo e cremoso, parando algumas vezes para raspar as laterais do copo.
3. Regue a salada com o molho de morango com estragão a gosto.

Salada de verduras mistas, framboesa e cânhamo

ANASTASIA ST. JOHN | DEFENSORA DE DIETA E ESTILO DE VIDA COMPASSIVO

ESSA SALADA ligeiramente doce é fresca e leve.

SERVE 4 PESSOAS

150 g de verduras mistas
1 xícara de framboesas frescas ou congeladas, descongeladas
1 cenoura média, picada
2 colheres de sopa de sementes de cânhamo
Vinagrete de framboesa e laranja (receita abaixo)

Misture todos os ingredientes da salada com o molho vinagrete de framboesa e laranja.

Vinagrete de framboesa e laranja

ANASTASIA ST. JOHN | DEFENSORA DE DIETA E ESTILO DE VIDA COMPASSIVO

ESSE VINAGRETE É o molho perfeito para a salada de verduras mistas, framboesa e cânhamo ou qualquer salada de verão.

1 xícara de suco de laranja
½ xícara de framboesas frescas ou congeladas, descongeladas
¼ xícara de vinagre balsâmico
Pimenta-do-reino preta moída na hora

Bata o suco de laranja, as framboesas e o vinagre balsâmico no liquidificador até ficar homogêneo. Acrescente pimenta-do-reino a gosto.

Molho de salada asiático

MARY MCDOUGALL | O PROGRAMA MCDOUGALL

UM MOLHO SIMPLES, porém fantástico, que normalmente está na minha geladeira para temperar vários tipos de verdura.

RENDE 1 XÍCARA

⅓ xícara de água
¼ xícara de vinagre de arroz
¼ xícara de molho de soja com baixo teor de sódio
½ colher de chá de flocos de pimenta vermelha, opcional
¼ colher de chá de alho amasssado
¼ colher de chá de gengibre ralado
¼ colher de chá de goma guar

Combine todos os ingredientes numa pequena jarra com tampa e sacuda até ficar bem misturado.

DICA ▶ A goma guar é um agente espessante que não exige cozimento. Ela dá uma boa consistência para molhos sem óleo grudarem em folhas de verdura.

Molho de salada com limão e gengibre

MOIRA NORDHOLT | THE FEEL GOOD GURU [GURU DO BEM-ESTAR]

SUAS VERDURAS IRÃO brilhar com esse molho de salada simples e delicioso. Faça-o antecipadamente e deixe-o descansar, coberto, em temperatura ambiente, até a hora de servir. Limão e gengibre combinam bem, com só um toque de doçura do xarope de bordo puro. Essa receita rende molho para duas porções de salada.

SERVE 2 PESSOAS

Um pedaço de gengibre fresco de 2,5 cm, ralado fino
Suco de 1 limão com bastante sumo
2 colheres de sopa de xarope de bordo

Misture todos os ingredientes numa tigela pequena.

Molho de salada 3, 2, 1 da Jane

ANN CRILE ESSELSTYN I PREVINA E REVERTA DOENÇA CARDÍACA

TODA VEZ QUE comemos as saladas de nossa filha Jane nós perguntamos: "O que é esse molho delicioso?" É fácil de fazer e ajustar ao seu gosto pessoal.

RENDE CERCA DE 1/3 XÍCARA

3 colheres de sopa de vinagre balsâmico
2 colheres de sopa de mostarda
1 colher de sopa de xarope de bordo

Misture todos os ingredientes numa tigela pequena com um batedor até ficar homogêneo.

Molho cítrico com pimenta

MARY MCDOUGALL I O PROGRAMA MCDOUGALL

UM MOLHO CÍTRICO E PICANTE que realmente anima suas saladas.

RENDE 1 ½ XÍCARA

1 xícara de suco de laranja
¼ xícara de mostarda Dijon
½ xícara de vinagre de arroz
2 dentes de alho
1 colher de sopa de pimenta vermelha em pó
1 colher de sopa de molho de pimenta-doce
½ colher de chá de goma guar

Bata todos os ingredientes no liquidificador até ficar homogêneo.

Molho de abacate

LEANNE CAMPBELL DISLA | WHOLE PLANTS COOKBOOK [O LIVRO DE RECEITAS DOS VEGETAIS INTEGRAIS]

ESSE MOLHO TEM um sabor forte da cozinha do sudoeste dos EUA. Ele funciona bem com saladas de feijão, além das saladas de verduras.

SERVE 8 PESSOAS

2 dentes de alho, amassados
¾ xícara de abacate maduro
¼ xícara de vinho branco
2 colheres de sopa de suco de limão
1 colher de chá de mostarda Dijon
¼ colher de chá de sal marinho
¼ colher de chá de pimenta-do-reino

Coloque todos os ingredientes na jarra do processador de alimentos e bata até ficar bem misturado. Deixe na geladeira de um dia para o outro para apurar os sabores.

Molho básico E2

RIP ESSELSTYN | THE ENGINE 2 DIET [DIETA DA ENGINE 2]

ESSE É UM dos meus molhos favoritos. Minha incrível amiga Bridget, que me apresentou muitas maravilhas da culinária vegetariana, preparou-o para mim uma noite em 1996, e minhas saladas agradecem até hoje.

SERVE 2 PESSOAS

2 colheres de sopa de levedura nutricional
1 colher de sopa de molho de soja
1 colher de sopa de mostarda
1 colher de sopa de vinagre balsâmico
Suco de um limão ou limão siciliano
1 colher de sopa de extrato de agave, mel ou xarope de bordo
1 colher de sopa de molho inglês vegetariano
1 colher de sopa de germe de trigo
Água para dar a consistência desejada

Bata todos os ingredientes numa tigela.

Molho de abacate

ALAN GOLDHAMER E DOUG LISLE | THE HEALTH PROMOTING COOKBOOK [O LIVRO DE RECEITAS DA PROMOÇÃO DE SAÚDE]

USE ESSE MOLHO quando quiser um toque mais rico em sua salada. Experimente substituir o manjericão por sua erva fresca favorita (estragão, coentro, orégano etc.)

RENDE 1 XÍCARA

½ tomate, cortado em cubos
1 abacate, descascado e fatiado
½ xícara de suco de aipo ou água
8 folhas de manjericão

Coloque todos os ingredientes no liquidificador ou processador de alimentos e bata até ficar homogêneo. Sirva imediatamente.

VARIAÇÃO:

▶ Substitua o manjericão por sua erva fresca favorita (estragão, coentro, orégano etc.).

Molho de pimentão amarelo

MARY MCDOUGALL | O PROGRAMA MCDOUGALL

UM MOLHO DE gosto marcante com um toque especial das pimentas verdes.

RENDE 3 XÍCARAS

2 jarras de 340 g de pimentões amarelos assados
2 colheres de sopa de pimentas-verdes cortadas em cubos
1 xícara de água
¼ xícara de vinagre de maçã
Sal e pimenta-do-reino

Bata todos os ingredientes no liquidificador até ficar homogêneo.

Molho especial de homus com suco de laranja

ANN CRILE ESSELSTYN | PREVINA E REVERTA DOENÇA CARDÍACA

ESSE É NOSSO molho de salada rápido de todas as noites, que tem um gosto diferente dependendo do tipo de vinagre balsâmico e mostarda que escolhemos. O homus ajuda a engrossar o molho. Se você não tiver levedura nutricional, mesmo assim vai ficar saboroso. Usando uma laranja inteira fica delicioso. Um bom vinagre balsâmico faz a diferença. Nossos favoritos são da marca Olive Tap, que tem MUITOS sabores (tangerina, limão-siciliano, groselha-preta, tradicional etc.) e são bons mesmo puros em quase tudo.

RENDE CERCA DE ½ XÍCARA

2 a 3 colheres de sopa de homus sem tahine
2 colheres de sopa de vinagre balsâmico
¼ xícara de suco de laranja, ou use uma laranja inteira com os gomos (descasque, separe os gomos, esprema o suco)
1 colher de sopa de levedura nutricional
1 colher de sopa de mostarda à sua escolha

Misture todos os ingredientes.

DICA ▸ Você encontra os vinagres Olive Tap em www.olivetap.com

DICA ▸ Você pode fazer seu próprio homus sem tahine com grão-de-bico, limão e alho

Molho de salada fácil favorito

BRIAN WENDEL | PRODUTOR EXECUTIVO DE GARFOS EM VEZ DE FACAS

EXPERIMENTE ESSE MOLHO em diferentes combinações para variar o sabor; castanhas de caju ou nozes são boas opções para começar.

Castanha crua à sua escolha (use só um tipo)
Suco de laranja (espremido na hora é melhor)
Tomates, fatiados (opcional)

1. Ajuste as quantidades de acordo com quanto molho você irá servir e a cremosidade desejada.
2. Bata no liquidificador suco de laranja, uma pequena quantidade de castanhas e algumas fatias de tomate. Sirva sobre sua salada favorita.

DICA▶ Tente usar abacate em vez das castanhas cruas para uma alternativa deliciosa.

Molho dourado cremoso

MARY MCDOUGALL I O PROGRAMA MCDOUGALL

ESSE MOLHO É feito com farinha de arroz integral em vez de farinha de trigo. A vantagem de usar farinha de arroz para engrossar o molho é que ela não empelota como a farinha de trigo faz com frequência.

RENDE 2 XÍCARAS

2 xícaras de caldo de legumes
2 colheres de sopa de molho de soja com baixo teor de sódio
2 colheres de sopa de tahine
¼ xícara de farinha de arroz integral
Pimenta-do-reino moída na hora

Coloque o caldo de legumes, o molho de soja, o tahine e a farinha de arroz numa panela pequena. Misture bem. Cozinhe em fogo médio-baixo, mexendo ocasionalmente, até engrossar e ficar homogêneo. Tempere com pimenta-do-reino a gosto. Sirva a seguir.

DICA▶ Eu já me esqueci de mexer esse molho e mesmo assim ficou homogêneo e sem pelotas por causa da farinha de arroz.

DICA▶ Pode ser feito com antecedência e guardado na geladeira. Ele irá engrossar um pouco mais depois de gelado. Para reaquecer, coloque numa panela, acrescente um pouco de água, bata para misturar e então aqueça lentamente, mexendo de vez em quando, até ficar quente.

Maionese de tofu

MARY MCDOUGALL I O PROGRAMA MCDOUGALL

USE ESSA RECEITA no lugar de uma maionese vegana comercial para reduzir bem a gordura sem sacrificar o sabor.

RENDE 1 ½ XÍCARA

350 g de tofu macio
1 ½ colher de suco de limão
1 colher de chá de açúcar
½ colher de chá de sal
½ colher de chá de mostarda seca
⅛ colher de chá de pimenta-do-reino branca

Coloque todos os ingredientes na jarra do processador de alimentos e processe até ficar homogêneo. Guarde em um recipiente fechado na geladeira.

Ideias de lanches fáceis

- Pipoca – Para uma pipoca com sabor, acrescente temperos ou xarope de bordo
- Biscoitos de arroz integral com molho
- Legumes cortados com homus sem óleo
- Frutas frescas
- Sobras
- Granola caseira
- Banana com manteiga de castanha
- Frutas secas

Macarrão rápido com vegetais

ANN CRILE ESSELSTYN

USE QUALQUER MACARRÃO integral, um molho de macarrão sem óleo, as verduras e legumes que desejar. Apenas certifique-se de encher esse macarrão de vegetais. Ele é uma boa refeição por si só, e, embora use muitas panelas, fica pronto bem rápido. Dispense a abobrinha e o cogumelo se estiver com pressa.

SERVE 4 A 6 PESSOAS

280 g de macarrão integral
1 vidro (450 g) de molho de cogumelo orgânico para macarrão
1 maço grande de couve, picada grosseiramente, com os talos removidos (6 a 8 xícaras)
1 abobrinha, fatiada
1 ¾ xícara de cogumelos fatiados

1. Aqueça uma panela grande com água até ferver. Acrescente o macarrão e ajuste o timer para 3 minutos menos do que as instruções da embalagem recomendam. Enquanto o macarrão cozinha, aqueça o molho para macarrão numa panela tampada em fogo médio até começar a borbulhar. Reduza para fogo baixo e deixe ferver até ficar pronto. Quando o timer tocar, adicione a couve à panela do macarrão e cozinhe por cerca de 3 minutos, até a verdura estar macia.
2. Enquanto tudo está cozinhando, coloque a abobrinha numa frigideira antiaderente em fogo médio e toste sem óleo até dourar, vire as fatias e doure do outro lado. Reserve a abobrinha, coloque o cogumelo na frigideira e aqueça, mexendo sem parar, até ficar macio. Retire do fogo. Quando o macarrão e as verduras estiverem prontos, escorra e passe para uma panela grande. Junte o molho quente e mexa bem. Coloque o cogumelo e a abobrinha por cima e sirva.

DICA▶ Ter bastante molho é bom, pois você pode precisar de mais do que o recomendado.

Lasanha do barulho com batata-doce e legumes

RIP ESSELSTYN | THE ENGINE 2 DIET [DIETA DA ENGINE 2]

EU PREPAREI ESSA lasanha na minha primeira demonstração de culinária em um novo Centro Culinário da Whole Foods, em Austin. Tim LaFuente, um chef premiado que também era bombeiro em Austin, pediu que eu participasse desse evento, onde ele preparou macarrão cabelo de anjo com frango, bacon, manteiga e óleo.

Bombeiros são naturalmente competitivos, então a demonstração rapidamente virou uma competição. Ninguém foi declarado vencedor, mas eu saí de lá de cabeça erguida, porque minha lasanha foi um sucesso esmagador: outro triunfo da culinária feliz com vegetais!

Essa lasanha é tão boa que minha esposa Jill e eu a escolhemos para ser o prato principal na nossa festa de casamento.

SERVE 10 A 12 PESSOAS

1 cebola, picada
1 cabeça de alho pequena, com todos os dentes picados ou amassados
230 g de cogumelos, fatiados
1 maço de brócolis, picado
2 cenouras, picadas
2 pimentões vermelhos, sem as sementes e picados
1 lata de milho verde, lavado e escorrido
1 pacote de tofu firme
½ colher de chá de pimenta caiena
1 colher de chá de orégano
1 colher de chá de manjericão
1 colher de chá de alecrim
2 vidros de molho para macarrão (sem óleo ou com quantidade mínima)
2 caixas de massa para lasanha integral
450 g de espinafre congelado, descongelado e escorrido
2 batatas-doces, cozidas e amassadas
6 tomates italianos, fatiados fino
1 xícara de castanhas de caju cruas, moídas

1. Preaqueça o forno a 205°C. Refogue a cebola e o alho em fogo alto por 3 minutos numa wok ou frigideira antiaderente. Acrescente o cogumelo e continue cozinhando até a cebola ficar macia e o cogumelo soltar seu líquido. Retire-os com uma escumadeira e coloque em uma tigela grande. Reserve o líquido do cogumelo na panela. Salteie o brócolis e a cenoura por 5 minutos e passe para a tigela com os cogumelos. Salteie o

pimentão e o milho até começarem a ficar macios. Junte-os à tigela dos legumes. Escorra o tofu e enxugue com toalhas de papel. Esmigalhe-o na própria toalha e misture à tigela dos legumes. Acrescente os temperos à tigela e misture bem todos os ingredientes.

2. Espalhe uma camada de molho no fundo de uma forma refratária de 23 cm x 33 cm. Cubra com uma camada de massa de lasanha. Espalhe mais molho sobre a massa. Dessa maneira, a massa irá cozinhar no forno, economizando tempo e esforço. Distribua a mistura de legumes sobre a massa com molho. Cubra com uma camada de massa e outra de molho. Espalhe o espinafre e cubra-o com a batata-doce amassada. Adicione a camada final de massa e uma última cobertura de molho. Arrume por cima as fatias de tomate.
3. Cubra a forma com papel-alumínio e leve ao forno por 45 minutos. Retire o papel-alumínio, salpique as castanhas de caju e leve de volta ao forno por mais 15 minutos. Deixe descansar por 15 minutos antes de servir.

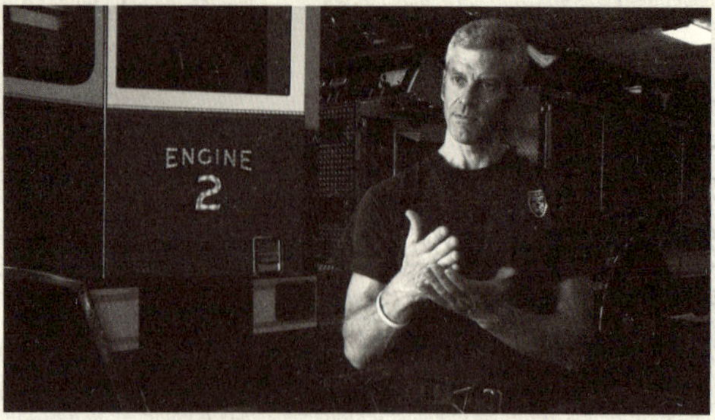

Rip Esselstyn

RIP ESSELSTYN, EX-BOMBEIRO profissional e triatleta, tornou-se o principal divulgador da dieta vegetal após uma discussão que levou a uma aposta. O filho mais velho do dr. Caldwell Esselstyn trabalhou na Engine 2 Station em Austin, Texas, por dez anos. Certo dia, em 2003, ele e mais dois bombeiros apostaram para ver quem estava com o nível de colesterol mais baixo. Depois dos exames, um deles, James Rae (J. R.), descobriu que seu nível estava perigosamente alto. Logo Rip, que seguia uma dieta vegetal desde que seu pai publicara um estudo sem precedentes sobre saúde em 1985, decidiu ajudar o amigo, transformando a Engine 2 num posto de corpo de bombeiros exclusivamente vegetal. Logo que J. R. mudou a dieta juntamente com todos os outros bombeiros, seu nível de colesterol caiu drasticamente de 344 para 196 – um índice bem mais saudável.

Rip decidiu então fazer um estudo, mais formal, para provar a eficácia da sua dieta Engine 2. Recrutou, então, 58 pessoas, de bombeiros a advogados, de donas de casa a médicos, para participarem de um programa de seis semanas durante as quais só fariam refeições exclusivamente vegetais.

Os resultados foram extraordinários: todos aqueles que concluíram o estudo baixaram os níveis de colesterol e apresentaram resultados espetaculares também em outras questões de saúde, desde níveis de triglicerídeos até o peso.

Rip prosseguiu, escrevendo o best-seller, *The Engine 2 Diet*, que chamou a atenção de John Mackey, o CEO da Whole Foods, o qual em 2010 convocou Rip para se tornar um sócio da Healthy Eating e a ajudar no lançamento de uma linha de refeições vegetais sob o nome Engine 2 (os primeiros produtos – molhos para massas, temperos para saladas, entradas congeladas/frias e cereais – estão nas prateleiras desde 2011.

Quando Rip mudou pela primeira vez para uma dieta vegetal nos anos 80, "isso já foi considerado extremo. Agora, está se tornando cada vez mais comum – só no ano passado, a dieta vegetal ganhou mais tempo na televisão do que nunca anteriormente: Oprah, Martha Stewart, Ellen DeGeneres e dr. Oz apresentaram programas sobre o tema.

"O fato é que, à medida que mais e mais pessoas compreendem o que é uma dieta exclusivamente vegetal e por que devem fazê-la, será difícil para elas ingerir a dieta padrão americana de carne, laticínios e gordura e mais gordura. Acho que estamos nos aproximando do ponto em que estávamos em relação ao fumo na década de 50. Naquela época, fumar não era só aceito, como também encorajado. Mesmo meu pai, um médico, sentia que era normal – eu me lembro de quando meus pais davam festas, eles iam até à loja para comprar cigarros para os convidados, e espalhavam cinzeiros pela casa toda.

"Acredito que dentro de dez anos ou mais haverá um estigma ligado a comer carne semelhante ao que há contra o cigarro hoje em dia. Eu não ficaria surpreso se os restaurantes começassem a ter setores para clientes que comem carne e setores para os que não comem carne. E aquelas pobres pessoas nos setores 'carnívoros' parecerão tão dignas de pena quanto as que vemos nos setores para fumantes hoje em dia, fumando compulsivamente, com aspecto doentio e infeliz."

Lasanha tex-mex em camadas

MARY MCDOUGALL | O PROGRAMA MCDOUGALL

EU FAÇO E sirvo variações desse prato há mais de 20 anos. É um dos favoritos da nossa família.

SERVE 6 A 8 PESSOAS

MOLHO DE TOMATE

2 latas (de 225 g) de molho de tomate
3 xícaras de água
¼ xícara de amido de milho
3 colheres de sopa de pimenta vermelha em pó
½ colher de chá de cebola em pó
¼ colher de chá de alho em pó

4 xícaras de feijão-rajado cozido amassado
1 xícara de cebolinha picada
1 ½ xícara de milho verde congelado, descongelado
1 lata (65 g) de azeitona preta fatiada, escorrida, opcional
1 a 2 colheres de sopa de pimenta-verde picada, opcional
10 a 12 tortilhas de milho
Salsa mexicana, opcional
Creme azedo de tofu, opcional

1. Para fazer o molho: coloque todos os ingredientes do molho numa panela. Misture bem com um batedor até ficar bem combinado. Cozinhe em fogo médio, mexendo de vez em quando, até engrossar, cerca de 5 minutos. Prove e acrescente mais pimenta em pó, se desejar. Reserve.
2. Para montar a forma: preaqueça o forno a 175°C. Junte numa tigela grande o feijão, a cebolinha, o milho, a azeitona e a pimenta-verde e misture cuidadosamente.
3. Espalhe 1 ½ xícara de molho no fundo de uma assadeira antiaderente retangular. Coloque 3 ou 4 tortilhas de milho no fundo da assadeira. Espalhe metade da mistura de feijão uniformemente pelas tortilhas. Coloque outras 3 ou 4 tortilhas e então espalhe o restante da mistura de feijão. Cubra com 3 ou 4 tortilhas e despeje por cima o restante do molho. Cubra a assadeira com papel-manteiga e depois com papel-alumínio, dobrando as pontas sobre a assadeira. Leve ao forno por 45 minutos.
4. Retire a assadeira do forno e deixe a lasanha descansar por cerca de 15 minutos antes de cortar. Sirva com salsa mexicana e creme azedo de tofu, se desejar.

DICA ▶ A quantidade de tortilhas de milho necessária depende do tamanho da assadeira. Cubra o fundo da assadeira tão bem quanto puder com a primeira camada de tortilhas e depois use a mesma quantidade para a segunda e terceira camadas.

Feijão-preto e Arroz E2

RIP ESSELSTYN | THE ENGINE 2 DIET

ESSE É UM prato de jantar básico que é tão simples quanto possível, mas uma delícia. Da mesma forma que minha tigela de cereais matinal, eu como essa refeição há mais de três décadas. Ela também é ótima para servir quando temos convidados para o jantar. Sirva com chips saudáveis ou tortilhas de milho aquecidas.

SERVE 3 A 4 PESSOAS

2 latas de feijão-preto, lavado e escorrido
1 a 1 ½ xícara de água ou caldo de legumes
1 colher de sopa de molho de soja
1 colher de chá de pimenta vermelha em pó
2 a 3 tomates, picados
1 lata de castanhas d´água, escorridas
1 xícara de milho verde fresco, em conserva ou congelado
2 pimentões verdes, vermelhos ou amarelos, sem sementes e picados
1 maço de coentro, lavado e picado
1 abacate, descascado e fatiado
3 xícaras de arroz integral cozido
Salsa mexicana ou molho de soja a gosto

Aqueça o feijão com a água ou o caldo, e acrescente o molho de soja e a pimenta em pó. Coloque os legumes picados e o coentro em tigelas individuais. Para servir, coloque várias colheradas grandes de arroz integral em pratos grandes e cubra com uma concha de feijão. Acrescente quantidades generosas dos legumes picados, coentro e abacate em cima do feijão. Acompanhe com salsa mexicana ou molho de soja a gosto.

Burritos MexiCali

JULIEANNA HEVER | A DIETISTA VEGANA

COMIDA MEXICANA DELICIOSA no sul da Califórnia é algo especial. Esses Burritos MexiCali são saudáveis e fazem uma verdadeira festa de comida vegetal apimentada!

RENDE 4 BURRITOS GRANDES OU 8 PEQUENOS

1 lata (425 g) de feijão-rajado refrito sem óleo
2 xícaras de milho verde congelado
1 xícara de salsa mexicana
1 cebola pequena, picada
½ xícara de caldo de legumes ou água
1 colher de chá de pimenta vermelha em pó
⅓ colher de chá de cominho em pó
⅓ colher de chá de cúrcuma
⅛ colher de chá de pimenta caiena
1 xícara de levedura nutricional (opcional)
4 tortilhas integrais (de arroz integral, milho ou germe de trigo) grandes ou 8 pequenas
1 xícara de alface ou couve picada
Guacamole, opcional
Creme azedo de tofu, opcional

1. Numa tigela grande, amasse o feijão, o milho e a salsa mexicana com um amassador de batata.
2. Numa panela grande em fogo médio, salteie a cebola no caldo de legumes por 5 minutos ou até ficar transparente. Acrescente a pimenta em pó, o cominho, a cúrcuma e a pimenta caiena e doure por mais 1 minuto.
3. Junte a mistura de feijão e cozinhe, mexendo, até ficar quente e homogêneo, por cerca de 5 minutos. Retire do fogo e adicione a levedura nutricional, sem parar de mexer.
4. Enquanto isso, aqueça as tortilhas no fogão, virando a cada poucos segundos até ficar quente. Você também pode usar o forno ou torradeira.
5. Coloque a mistura com uma colher sobre metade de uma tortilha e cubra com a alface picada. Se desejar, acrescente guacamole e/ou creme azedo de tofu. Dobre a tortilha ao meio, ou dobre um lado sobre a mistura e então role para o outro lado até o recheio ficar completamente envolvido. Repita com as tortilhas restantes. Sirva quente. Guarde as sobras num recipiente hermético na geladeira.

VARIAÇÃO:

► Você pode transformar as tortilhas em tostadas mexicanas deixando-as abertas e acrescentando mais alface e outros legumes de salada (tomates, pepinos, pimentões) e cobrindo com salsa mexicana e guacamole.

Abóbora recheada de arroz selvagem

RECEITA DO FILME GARFOS EM VEZ DE FACAS

CHEF DEL SROUFE I WELLNESS FORUM FOODS [COMIDAS DO FÓRUM DO BEM-ESTAR]

EU CRESCI ADORANDO o sabor do recheio de pão e sálvia. Ele sempre me lembra das festas de fim de ano com a família e amigos reunidos em volta de uma grande mesa com bastante comida boa de verdade. Eu ainda adoro recheio de sálvia, mas agora eu como uma versão bem mais saudável sem toda aquela gordura. Você pode acrescentar frutas secas ou nozes torradas à receita, mas eu gosto como preparado abaixo. Experimente coberta com molho cremoso de alho-poró (página 134). Esse prato foi o principal da cena final de *Garfos em vez de facas*.

SERVE 4 PESSOAS

2 abóboras cabotiã médias, cortadas ao meio e sem sementes
2 alhos-porós médios, aparados e cortados em cubos de 1,2 cm
2 talos de aipo, cortados em cubos de 1,2 cm
½ colher de chá de sálvia seca
1 colher de chá de tempero para aves
¾ xícara de mistura de arroz selvagem
1 ½ xícara de caldo de legumes
Sal e pimenta-do-reino a gosto

1. Preaqueça o forno a 175°C.
2. Coloque as metades da abóbora numa forma, com o lado cortado para baixo. Leve ao forno preaquecido e despeje na forma 1,2 cm de água. Deixe assar por 25 minutos. Retire do forno e escorra a água restante na forma. Vire o lado cortado da abóbora para cima e reserve enquanto prepara o arroz.
3. Enquanto a abóbora estiver assando, aqueça uma panela grande em fogo médio. Acrescente o alho-poró e o aipo e salteie por 7 a 8 minutos ou até estarem macios. Junte água, 1 a 2 colheres de sopa por vez, para que os legumes não grudem. Adicione a sálvia, o tempero para aves, o arroz e o caldo de legumes. Cubra a panela e espere ferver. Reduza para fogo baixo e cozinhe por 45 minutos, até o arroz estar macio. Tempere com sal e pimenta.
4. Recheie cada metade de abóbora com parte do arroz. Leve a abóbora de volta ao forno, cubra com papel-alumínio e deixe assar por mais 20 minutos.

Molho cremoso de alho-poró

CHEF DEL SROUFE I WELLNESS FORUM FOODS [COMIDAS DO FÓRUM DO BEM-ESTAR]

ESSE MOLHO É meu bechamel. O alho-poró por si só faz o molho, e os pinoles dão à receita sabor suficiente para você comer rezando.

SERVE 4 PESSOAS

2 alhos-porós grandes, apenas as partes branca e verde-clara, cortadas em fatias finas e lavadas
1 pacote de tofu macio
½ colher de chá de sal marinho ou a gosto
Pimenta-do-reino branca a gosto
2 colheres de sopa de levedura nutricional
2 colheres de sopa de pinoles tostados
Casca ralada de 1 limão
4 a 8 colheres de sopa de leite de soja integral, conforme necessário

1. Numa panela média, em fogo médio, salteie o alho-poró até ficar macio, por cerca de 8 minutos. Acrescente água, 1 a 2 colheres de sopa por vez, para evitar que o alho-poró grude. Retire do fogo e coloque no liquidificador com os ingredientes restantes. Bata até ficar homogêneo e cremoso, adicionando leite de soja conforme necessário para ajudar a bater o molho.
2. Devolva o molho à panela e aqueça em fogo médio. Não deixe ferver.

Tomates recheados com arroz

MATT LEDERMAN E ALONA PULDE – COM AGRADECIMENTOS A MONA HOWARD I KEEP IT SIMPLE, KEEP IT WHOLE [SEJA SIMPLES, SEJA INTEGRAL]

VALE COMPLETAMENTE O esforço! Ninguém resiste a esses tomates. Você vai ficar triste de não ter sobrado nada para mais tarde.

SERVE 6 PESSOAS

6 tomates grandes bem maduros, em temperatura ambiente
1 ½ xícara de cogumelo fatiado
1 xícara de cebola picada
Caldo de legumes
1 pacote (280 g) de espinafre congelado, descongelado e escorrido
2 abacates médios, amassados
2 colheres de chá de alho amassado
1 colher de chá de manjericão
1 colher de chá de açúcar mascavo ou extrato de agave
½ colher de chá de sal
½ colher de chá de pimenta-do-reino
½ xícara de arroz de cozimento rápido
¼ xícara mais 2 colheres de sopa de "queijo parmesão" vegano, opcional

1. Preaqueça o forno a 205°C.
2. Corte uma tampa de cada tomate e retire o miolo com uma colher deixando cerca de 0,5 cm da polpa; reserve. Pique a polpa retirada do tomate (rende cerca de 3 ½ xícaras) e reserve.
3. Salteie o cogumelo e a cebola em um pouco do caldo de legumes numa frigideira grande em fogo alto. Cozinhe, mexendo, até ficarem macios, por cerca de 10 minutos. Acrescente o espinafre, o abacate, o tomate picado reservado, o alho, o manjericão, o açúcar, o sal e a pimenta. Cozinhe em fogo baixo, mexendo de vez em quando até que os sabores se misturem, por cerca de 10 minutos. Adicione o arroz, mexa bem, retire do fogo, tampe e deixe descansar por 5 minutos. Junte ¼ xícara de "queijo parmesão" vegano e misture bem.
4. Arrume os tomates numa forma de 33 cm x 23 cm x 5 cm. Coloque a mistura quente dentro dos tomates com uma colher, dividindo em partes iguais. Salpique 1 colher de chá de "queijo parmesão" sobre cada um. Deixe assar até os tomates ficarem bem quentes e o recheio dourado, mais ou menos 15 minutos.

DICA▶ O "queijo parmesão" vegano é um tempero natural feito apenas com ingredientes integrais e sem óleos: veja no site www.eatintheraw.com/ingredients.php. Se não encontrar, uma salpicada de levedura nutricional é a alternativa perfeita.

VARIAÇÃO:

▶ Substitua o espinafre congelado por cerca de 1 xícara de espinafre cozido picado.

Legumes e tofu no vapor com arroz integral

RORY FREEDMAN E KIM BARNOUIN | SKINNY BITCH IN THE KITCH [VADIA MAGRA NA COZINHA]

ESSE PRATO TEM um sabor tão simples e bom que é uma das minhas marcas. Eu gosto de deixar prontas uma panela grande de arroz e uma porção de molho tahine. Então, quando quero fazer uma refeição rápida e saudável, tudo o que eu preciso é jogar uns legumes na panela a vapor – *Rory Freedman*

SERVE 4 A 6 PESSOAS

1 ½ xícara de arroz integral de grão médio
3 ½ xícaras de água, e mais para cozinhar no vapor
¼ colher de chá de sal marinho fino
½ xícara de tahine (pasta de sementes de gergelim)
¼ xícara mais 2 colheres de sopa de molho de soja, e mais para levar à mesa
2 cenouras, cortadas em fatias de 0,5 cm
¼ maço de couve-flor, separado em buquês pequenos (cerca de 2 xícaras)
¼ maço de repolho roxo (cerca de 170 g), cortado em fatias de 0,5 cm
¼ maço de couve (cerca de 110 g ou 4 a 6 folhas), cortada em fatias de 1,2 cm
1 maço de brócolis, separada em buquês pequenos (cerca de 2 ½ xícaras)
200 a 225 g de tofu firme ou extrafirme cortado em fatias de 0,5 cm, e então cortadas na diagonal em triângulos
¼ xícara de pinoles crus

1. Em uma panela de 1,8 litro em fogo alto, coloque o arroz, 3 xícaras de água e o sal. Quando ferver, reduza para fogo baixo, tampe e deixe cozinhar até toda a água ser absorvida e o arroz ficar macio, cerca de 45 minutos. Retire do fogo e deixe o arroz descansar, tampado, por pelo menos 10 minutos.
2. Enquanto isso, numa tigela pequena, bata o tahine, ¼ xícara de molho de soja (ou 8 colheres de chá de molho tamari), e a ½ xícara de água restante; reserve. Se o molho ficar muito grosso, adicione aos poucos mais água, conforme necessário.
3. Numa panela a vapor, coloque 2,5 cm de água e as 2 colheres de sopa restantes de molho de soja (ou 4 colheres de chá de molho tamari). Quando ferver, arrume a cenoura e a couve-flor na panela e deixe cozinhar por 3 minutos. Acrescente o repolho, a couve, o brócolis e o tofu e cozinhe por mais 3 minutos, até os legumes estarem macios e o tofu bem aquecido. Para servir, coloque o arroz em pratos ou numa travessa e cubra com a mistura de legumes, o molho tahine e os pinoles. Sirva à parte qualquer molho restante e mais molho de soja.

Pizza de polenta vegana

MOIRA NORDHOLT | THE FEEL GOOD GURU [GURU DO BEM-ESTAR]

ESSA PIZZA SEM trigo, fácil e divertida também funciona como um excelente aperitivo ou petisco, cortada em pequenos pedaços e servida quente direto do forno.

Não fique pensando que vai ter de ficar debruçado no fogão mexendo constantemente para fazer a polenta. Com essa versão bem fácil, você mistura, tampa e pode ir embora. A polenta fica no formato e no tamanho da panela e doura no forno numa assadeira. Apenas cubra com seu molho e recheios favoritos, ou siga a receita abaixo para uma pizza de polenta vegana perfeita!

O molho de tomate pode ser feito com antecedência.

RENDE 4 FATIAS GRANDES

MOLHO DE TOMATE

450 g de tomate
Sal marinho
6 a 8 dentes de alho
Ervas frescas, como manjericão, cebolinha, orégano e sálvia

BASE DE POLENTA

4 xícaras de água ou caldo de legumes sem sal
1 colher de chá de sal marinho
2 xícaras de polenta orgânica ou fubá

"QUEIJO" DE CASTANHA DE CAJU COM ERVAS, OPCIONAL

1 xícara de castanha de caju orgânica
½ limão, espremido
1 colher de chá de sal marinho do Himalaia
1 colher de chá de manjericão fresco ou sua erva favorita
¼ xícara de água mineral
Coberturas de pizza à sua escolha, como cebolas roxas fatiadas fino, rodelas de abobrinha, tomates secos, berinjela-chinesa fatiadas fino, ou alcachofras baby frescas
Manjericão fresco

1. Para o molho de tomate: Preaqueça o forno a 175°C. Corte os tomates em quatro e coloque-os numa assadeira virados para cima. Polvilhe com sal marinho. Acrescente os dentes de alho inteiros e asse por 30 minutos ou até ficarem levemente caramelizados. Raspe os tomates e o

alho assados, coloque numa tigela e bata com uma batedeira de imersão ou amasse com um garfo. Pique suas ervas frescas favoritas, adicione e mexa.

2. Para a base da pizza: Leve a água e o sal marinho para ferver numa panela de 25 ou 30 cm. Adicione a polenta batendo devagar com um fuê até ela estar toda incorporada. Mexa por cerca de 1 minuto, e então reduza para fogo baixo, tampe a panela e deixe cozinhar por 40 minutos. Desligue o fogo e deixe descansar por mais 10 minutos.
3. Preaqueça o forno a 175°C.
4. Vire cuidadosamente a panela, despejando a polenta numa tábua de corte. Corte a polenta ao meio, paralela à tábua, formando duas massas de pizza. Coloque as massas numa assadeira e asse por cerca de 30 minutos ou até ficar crocante nas bordas.
5. Para o "queijo" de castanha de caju: Coloque todos os ingredientes do "queijo" no processador de alimentos e faça um purê, acrescentando água aos poucos até obter uma consistência grossa e semelhante ao cream cheese. Você vai formar "bolinhas de queijo", então tome cuidado para não acrescentar água demais. Ajuste os temperos a gosto. Eu gosto de um dente ou dois de alho e às vezes um pouco mais de suco de limão, dependendo de quanto sumo tem o limão.
6. Monte a pizza: Espalhe o molho de tomate sobre a massa de polenta, e então use uma colher de chá para formar pequenas bolas de "queijo" de castanha de caju e as distribua sobre a massa. Acrescente coberturas à sua escolha.
7. Asse a pizza por 10 minutos apenas para aquecer a cobertura. Decore com folhas de manjericão fresco e sirva.

VARIAÇÕES:

► Para usar amêndoas em vez de castanhas de caju, primeiro deixe-as de molho em água mineral de um dia para o outro.

► Experimente shitakes como sabor: salteie cogumelos numa frigideira de ferro fundido com uma borrifada de molho de soja e uma borrifada de xarope de bordo. Cozinhe em fogo médio até o líquido ser absorvido.

Macarrão cremoso de forno

ELISE MURPHY | FUNDAÇÃO T. COLIN CAMPBELL

ESSE PRATO DE forno satisfaz a vontade das comidas da sua infância, e agrada bastante tanto os que seguem quando os que não seguem uma dieta exclusivamente vegetal. Ele também fica bom requentado.

SERVE 10 PESSOAS

450 g de macarrão integral: farfalle, penne ou outro macarrão curto
1 cebola grande, picada
2 cenouras grandes, picadas
2 talos de aipo, picados
225 g de vagem, cortada em pedaços
450 g de feijão-branco cozido
1 xícara de ervilha debulhada
5 xícaras de caldo de legumes, separadas
½ xícara de farinha de trigo integral
⅓ xícara de salsinha fresca e picada
2 colheres de chá de tomilho seco
2 colheres de chá de páprica
1 xícara de caldo de cogumelo Portobello sem lactose, ou mais caldo de legumes
Sal e pimenta-do-reino, a gosto
1 xícara de migalhas de pão

1. Preaqueça o forno a 175°C. Cozinhe o macarrão numa panela de água fervente e retire antes que ele esteja *al dente*. Escorra, recoloque na panela e reserve.
2. Numa frigideira grande em fogo médio, salteie a cebola, a cenoura e o aipo em água. Cozinhe mexendo de vez em quando até os legumes ficarem macios, por cerca de 5 minutos. Enquanto mexe, adicione a vagem, o feijão-branco e a ervilha. Cozinhe por mais 4 a 5 minutos.
3. Misture os legumes e o macarrão e espalhe numa forma funda de 23 x 33 cm.
4. Numa panela média em fogo médio, coloque ½ xícara de caldo de legumes e adicione a farinha, batendo rapidamente. Acrescente lentamente o restante do caldo, batendo. Junte a salsinha, o tomilho, a páprica e o caldo de cogumelo. Tempere com sal e pimenta-do-reino a gosto. Cozinhe, mexendo, até engrossar.
5. Despeje o molho sobre a mistura de macarrão e asse, coberto, por 30 minutos.
6. Retire a forma do forno, descubra e salpique as migalhas de pão de maneira uniforme. Volte ao forno e asse, descoberto, por 10 minutos, até o pão ficar bem dourado. Sirva quente.

Ensopado Kathmandu

MOIRA NORDHOLT I THE FEEL GOOD GURU [GURU DO BEM-ESTAR]

ESSE ENSOPADO DE lentilha vermelha e batata-doce, com sabor de curry meio adocicado, pode ser servido como prato único ou com uma raita simples feita com iogurte de soja, sementes de cominho tostadas e pepinos.

SERVE 4 PESSOAS

1 colher de chá de sementes de cominho
1 colher de chá de cominho em pó
1 colher de chá de sementes de erva-doce
3 colheres de chá de curry em pó
½ colher de chá de coentro em pó
½ colher de chá de cúrcuma em pó
1 pitada de canela
2 xícaras de lentilhas vermelhas orgânicas, lavadas
1 batata-doce média, em cubos
2 cenouras, em cubos
1 cebola roxa média, em cubos
4 dentes de alho, amassados
1 ou 2 colheres de chá de sambal oelek (pasta de pimenta) ou pimentas vermelhas secas
4 xícaras de água
Sal marinho rosa do Himalaia
1 maço pequeno de coentro fresco, picado

1. Toste as sementes de cominho e o cominho em pó, as sementes de erva-doce, o curry, o coentro em pó, a cúrcuma e a canela numa frigideira de ferro fundido em fogo alto até as sementes de cominho começarem a estourar.
2. Acrescente as lentilhas vermelhas e mexa até os temperos se misturarem. Adicione um pouco de água e continue cozinhando e mexendo. Junte a batata-doce, a cenoura, a cebola, o alho, o sambal oelek e 4 xícaras de água.
3. Mexa, tampe e espere ferver, e então mexa de novo, abaixe o fogo e deixe cozinhar por cerca de 20 minutos, até a batata-doce e as lentilhas estarem cozidas. Acrescente sal a gosto e sirva decorado com a coentro fresco.

Cogumelos, couve e batatas

MARY MCDOUGALL | O PROGRAMA MCDOUGALL

COUVE É UMA verdura muito nutritiva, cheia de fitonutrientes. Esse prato é delicioso, saudável e rápido de fazer e equivale a uma refeição completa para John e eu. Nós gostamos dele com molho Sriracha por cima para ficar mais "quente".

SERVE 2 A 3 PESSOAS

3 xícaras de batatas em pedaços
2 cebolas, picadas
2 dentes de alho, amassados
4 a 5 xícaras de cogumelos exóticos picados (veja a dica)
6 xícaras bem cheias de couve picada grosseiramente, com os talos removidos
2 colheres de sopa de molho de soja
1 a 2 colheres de chá de pasta de pimenta
Pimenta-do-reino moída na hora

1. Coloque a batata numa panela com água suficiente para cobri-la. Leve para ferver, depois reduza o fogo e cozinhe até ficar bem macia, cerca de 8 minutos. Escorra e reserve.
2. Enquanto isso, coloque a cebola, o alho e os cogumelos numa frigideira grande ou wok. Não acrescente nenhum líquido. Frite sem óleo em fogo médio, mexendo frequentemente, por cerca de 5 a 6 minutos, até a cebola e os cogumelos ficarem bem macios. Acrescente a couve e mexa cuidadosamente até misturar. Continue a cozinhar, mexendo sempre, por cerca de 2 minutos. Adicione a batata cozida. Cozinhe, mexendo ocasionalmente, por cerca de mais 3 minutos e então acrescente o molho de soja, a pasta de pimenta e pimenta-do-reino a gosto. Cozinhe de 3 a 5 minutos, até a couve estar macia e a batata ligeiramente dourada. Sirva quente.

DICA▶ Use qualquer tipo de batata firme, pequena ou miúda, e corte em bocados. Observe com cuidado durante a fervura; não deixe cozinhar demais.

DICA▶ Cogumelos exóticos variados, tais como simeji, trompete, ostra e chanterelle, estão disponíveis na maioria dos mercados. Use cerca de meio quilo.

DICA▶ Se você não conseguir couve-galega, use a couve comum. Para tirar os talos com facilidade de qualquer tipo de couve, agarre a parte de baixo do talo com uma mão e, de maneira gentil mas firmemente, segure a parte das folhas com a outra e puxe para cima a mão com o talo.

Polenta com arroz e feijão

KAREN CAMPBELL | A FAMÍLIA CAMPBELL

ESSE PRATO VAI bem com uma salada, brócolis ou legumes cozidos. Aproveite!

SERVE 4 PESSOAS

MASSA DE POLENTA

2 xícaras de água fervente
¾ xícara de polenta
¼ colher de chá de sal

1 xícara de caldo de legumes com baixo teor de sódio e sem gordura (eu gosto do feito pela Pacific Natural Foods)
1 lata (410 g) de tomate cortado em cubos
1 cebola pequena cortada em cubos
1 xícara de arroz integral de grão curto
1 colher de sopa de pimenta vermelha em pó
1 lata (440 g) de feijão-preto, escorrido e lavado
½ xícara de salsa mexicana sem gordura e com baixo teor de sódio
1 abacate, amassado
4 colheres de chá de suco de limão
½ colher de chá de alho em pó

1. Para a massa de polenta: ferva a água, adicione a polenta e o sal e bata com um fuê. Cozinhe mexendo constantemente, por 10 a 12 minutos até a polenta desgrudar da lateral da panela. Despeje a polenta cozida numa forma de pizza e espalhe uniformemente pelo fundo e laterais da forma. Reserve.
2. Misture o caldo, o tomate, a cebola, o arroz e a pimenta em pó numa panela elétrica de arroz ou numa convencional. Cozinhe até todo o líquido ter sido absorvido e o arroz estar macio, por cerca de 45 minutos. Preaqueça o forno a 175°C.
3. Quando o arroz estiver cozido, junte o feijão-preto, mexendo sempre. Espalhe a mistura de arroz e feijão por igual sobre a massa de polenta. Espalhe salsa mexicana sobre a mistura de arroz e feijão. Leve ao forno por 30 minutos. Retire do forno e deixe descansar por 5 a 10 minutos.
4. Enquanto isso, amasse o avocado numa tigela pequena com o suco de limão e o alho em pó. Fatie a torta, e coloque um pouco da mistura de avocado (cerca de 1 colher de sopa) sobre cada fatia antes de servir.

DICA ▶ Arroz de grão curto gruda melhor do que arroz de grão médio ou longo.

Minitortas de polenta com recheio de espinafre e noz servidas com molho de tomate picante

DARSHANA THACKER | CHEF VEGANA AYURVÉDICA

ESSE PRATO MISTURA várias cores, texturas e aromas diferentes numa explosão de sabores em cada mordida. Você pode fazê-lo como um prato de forno.

SERVE 4 PESSOAS

A POLENTA

1 xícara de polenta
½ colher de chá de sementes de cominho
6 xícaras de água
1 colher de chá de sal

O RECHEIO

½ xícara de água
½ xícara de cebola picada bem fino
1 colher de chá de gengibre ralado na hora
1 colher de chá de alho amassado
1 colher de chá de pimenta-verde
1 colher de chá de cominho em pó
½ colher de chá de sal
1 xícara de couve picada
4 xícaras de espinafre picado fino
½ xícara de nozes moídas grossas

O MOLHO DE TOMATE

2 xícaras de tomate cortado em cubos
¼ xícara de cebola roxa ralada
½ colher de chá de alho amassado
½ colher de chá de mix de ervas italianas
1 colher de chá de sal
½ colher de chá de cúrcuma
½ colher de chá de pimenta vermelha em pó
1 colher de sopa de manjericão fresco picado fino

1. Para a polenta: Aqueça a água numa panela ou chaleira. Doure levemente as sementes de cominho numa panela, acrescente a polenta e aqueça por mais 2 minutos. Despeje água gentilmente sobre a polenta

e mexa. Cozinhe em fogo baixo por 7 a 10 minutos, mexendo de vez em quando, até que a polenta esteja completamente cozida e toda a água tenha sido absorvida.

2. Espalhe a polenta por igual numa assadeira até ficar com 2 cm de espessura. Deixe esfriar completamente. Com um cortador redondo grande de biscoitos, corte as tortinhas. Você deve obter 8 tortinhas. Reserve.
3. Para o recheio: Coloque a água e a cebola numa panela e cozinhe até ficar macia, 5 a 10 minutos. Deixe a água evaporar por completo. Acrescente o gengibre, o alho, a pimenta-verde, o cominho e o sal e cozinhe por mais 2 minutos. Adicione a couve e o espinafre e cozinhe até o espinafre murchar. Junte as nozes, misture bem e cozinhe por mais 1 a 2 minutos. Reserve.
4. Para o molho de tomate: Ferva os tomates numa panela com água até a pele ficar macia e se romper. Escorra e corte em pedaços pequenos. Coloque a cebola e o alho numa panela e cozinhe com uma pequena quantidade de água até ficar translúcida. Acrescente as ervas italianas, o sal, a cúrcuma, e a pimenta em pó e mexa. Junte o tomate. Cozinhe por 10 minutos e retire do fogo. Bata o molho no liquidificador até ficar homogêneo.
5. Leve o molho de volta à panela e reaqueça. Pouco antes de servir, adicione o manjericão picado.
6. Para montar a torta: Preaqueça o forno a 175°C. Coloque quatro tortinhas de polenta numa forma. Distribua por cima o recheio, dividido por igual entre as tortinhas. Coloque por cima as quatro tortinhas de polenta restantes e asse por 20 a 25 minutos. Cubra com o molho de tomate quente e sirva.

Rundown caribenho

CHRISTY MORGAN I O CHEF FELIZ

ESSE PRATO PARECE um gumbo. No Caribe, é chamado de "rundown" porque jogam tudo que encontram nesse ensopado gostoso com temperos *jerk*. É ótimo servido com arroz de coco, feijão-preto e banana-da-terra.

SERVE 4 A 5 PESSOAS

½ xícara de água
1 colher de sopa de tomilho fresco picado
1 colher de chá de orégano fresco picado
1 xícara de cenoura, picada
2 xícaras de aspargo picado
2 xícaras de chuchu picado
1 colher de sopa de temperos *jerk*
Sal
1 xícara de repolho picado
½ xícara de ervilhas congeladas
½ xícara de caldo de legumes
1 lata pequena de molho de tomate
Molho de soja

Leve a água para ferver numa frigideira média. Adicione o tomilho, o orégano, a cenoura, o aspargo, o chuchu, os temperos *jerk* e uma pitada de sal, sempre mexendo. Tampe e deixe cozinhar por 5 minutos, mexendo de vez em quando. Acrescente o repolho, a ervilha e o caldo de legumes e mexa bem. Tampe e cozinhe por 10 minutos, mexendo de vez em quando. Junte o molho de tomate, tampe e cozinhe em fogo baixo por mais 5 minutos. Acrescente molho de soja a gosto e deixe cozinhar em fogo baixo por mais alguns minutos.

Lentilhas com espinafre temperadas com hortelã e limão

ANN CRILE ESSELSTYN

A HORTELÃ TORNA esse prato tão delicioso que vale a pena ir até o mercado para comprá-la. Melhor ainda, CULTIVE a sua. Use tanto espinafre quanto possível. Ele murcha a ponto de sumir. Acelga também funciona bem e cozinha quase tão rápido quanto o espinafre. Lentilhas vermelhas cozinham rápido. Se você usar outro tipo de lentilha, vai precisar cozinhá-las por mais tempo. O suco de limão acrescenta um sabor muito bom. Batatas-doces ficam INCRÍVEIS aqui! Isso é tão bom que em geral faço o dobro da receita e mesmo assim não é o suficiente!

Ela pode ser servida com brócolis ou aspargos frescos e tomates fatiados.

SERVE 2 A 4 PESSOAS

2 dentes de alho, picados
3 xícaras de caldo de legumes de baixo teor de sódio
1 xícara de lentilhas vermelhas
3 batatas rosadas médias ou 1 batata-doce grande, cortadas em cubos de 1,3 cm (2 a 3 xícaras)
170 a 340 g de folhas de espinafre (não é possível exagerar)
Casca ralada de 1 limão
3 colheres de sopa de suco de limão
⅛ a ¼ de colher de chá de pimenta caiena
¼ xícara de hortelã fresca, picada
Pimenta-do-reino

Cozinhe o alho por 1 minuto em uma panela em fogo médio, acrescentando um pouco de caldo de legumes ou água, conforme necessário. Acrescente as 3 xícaras de caldo de legumes, as lentilhas e a batata e espere ferver. Reduza o fogo, tampe e deixe cozinhar por 10 a 15 minutos até as lentilhas estarem macias. Junte o espinafre, a casca e o suco de limão e a pimenta caiena. Tampe e deixe cozinhar até o espinafre murchar, cerca de 2 minutos. Misture a hortelã e tempere com pimenta-do-reino a gosto.

Patê de lentilha vermelha grelhado

ANASTASIA ST. JOHN | DEFENSORA DE DIETA E ESTILO DE VIDA COMPASSIVO

ESSA É UMA maneira divertida e deliciosa de preparar lentilhas. É uma ótima entrada para um jantar especial.

SERVE 4 PESSOAS

1 xícara de lentilhas vermelhas
3 xícaras de água
½ xícara de cebola picada
1 xícara de cogumelos Paris
½ xícara de castanhas de caju cruas
1 dente de alho, amassado
½ colher de chá de sal marinho
¼ colher de chá de pimenta-do-reino
⅛ colher de chá de pimenta caiena
½ colher de chá de tomilho
1 colher de chá de alecrim

1. Leve as lentilhas vermelhas e a água para ferver numa panela média. Reduza então o fogo e deixe cozinhar até as lentilhas ficarem macias, por cerca de 15 minutos. Escorra a água, se sobrar.
2. Cozinhe a cebola e o cogumelo numa frigideira de ferro fundido até ficar dourado. Coloque a lentilha cozida, a cebola, e o cogumelo no liquidificador. Acrescente a castanha de caju, o alho, o sal, a pimenta-do-reino, a pimenta caiena, o tomilho e o alecrim e bata até ficar homogêneo. Espalhe o patê por igual no fundo de uma assadeira de vidro de 20 cm x 20 cm e deixe esfriar. Leve à geladeira por pelo menos 2 horas ou até ficar firme.
3. Corte o patê em quatro quadrados e então doure cada lado numa frigideira de ferro fundido em fogo médio-alto. Sirva imediatamente.

Bolo de lentilha

CHEF AJ I UNPROCESSED [NÃO PROCESSADO]

VOCÊ NÃO VAI encontrar soja ou farelo de pão nesse bolo, só gostosura integral.

SERVE 8 PESSOAS

3 xícaras de lentilhas cozidas (cerca de 450 g depois de cozidas)
1 pacote de 450 g de cenouras congeladas, descongeladas e escorridas (cerca de 3 xícaras)
2 xícaras de cebola roxa picada (mais ou menos 1 cebola grande)
2 dentes de alho, descascados
½ xícara de salsinha fresca
2 xícaras de nozes cruas
2 xícaras de aveia crua (não instantânea)
2 colheres de sopa de tomate seco em pó
1 colher de chá de tempero para aves, opcional

1. Preaqueça o forno a 175°C.
2. Coloque a lentilha, a cenoura, a cebola, o alho, a salsinha, 1 xícara de nozes e 1 xícara de aveia no processador de alimentos com a lâmina "S". Bata até estar combinado, e então continue a processar até ficar quase como uma pasta. Dependendo do tamanho do seu processador de alimentos você pode ter de fazer isso em várias vezes. Raspe a mistura e coloque numa tigela.
3. Pique a xícara restante de nozes e acrescente a mistura de lentilha, a xícara restante de aveia, o tomate seco em pó e o tempero para aves. Mexa bem.
4. Coloque a mistura numa forma de bolo inglês padrão de silicone e asse, sem cobrir, por 50 a 55 minutos até ficar bem dourado. Retire do forno e deixe descansar por pelo menos 10 minutos e então desenforme num prato de servir. Decore com nozes inteiras, se desejar. Deixe esfriar por mais 5 minutos e corte em fatias.

DICA ▶ Se não tiver um processador de alimentos, você pode picar todos os ingredientes bem fino manualmente e usar um amassador de batata para incorporar a lentilha. Seu bolo ficará menos homogêneo.

VARIAÇÕES:

▶ Esse bolo é delicioso mesmo sem molho de qualquer tipo, mas você também pode acrescentar seus condimentos favoritos, tais como ketchup, mostarda ou molho barbecue.

▶ Coloque as sobras frias num pão pita para um ótimo almoço!

Bolo de grão-de-bico

ALAN GOLDHAMER E DOUG LISLE | THE HEALTH PROMOTING COOKBOOK [O LIVRO DE RECEITAS DA PROMOÇÃO DE SAÚDE]

UMA ÓTIMA ESCOLHA quando você quer um prato principal substancial, que satisfaz. As sobras podem ser usadas para sanduíches.

SERVE 8 PESSOAS

4 xícaras de grão-de-bico cozido e batido
2 xícaras de arroz integral cozido
2 xícaras de molho de tomate
1 colher de sopa de mostarda seca
1 xícara de cenoura ralada
Suco de ½ limão

1. Preaqueça o forno a 175°C. Numa tigela grande, combine o grão-de-bico batido e o arroz. Acrescente o molho de tomate, a mostarda, a cenoura e o suco de limão.
2. Coloque a mistura numa forma de bolo inglês com uma colher e asse por 30 minutos. Cubra a forma com papel-alumínio se a superfície começar a dourar rápido demais.

VARIAÇÃO:

► Acrescente 1 ½ colher de chá de alho em pó ou cebola em pó junto com os outros temperos.

Surpresa de feijão-de-lima

MARY MCDOUGALL | O PROGRAMA MCDOUGALL

ESSA É UMA das minhas refeições rápidas e deliciosas favoritas, que pode ser montada, cozida e servida em apenas 15 minutos.

SERVE 3 A 4 PESSOAS

¼ xícara de caldo de legumes
½ colher de sopa de molho de soja
2 ½ xícaras de feijão-de-lima congelado (450 g)
2 ½ xícaras de repolho triturado
1 a 2 colheres de chá de mistura de tempero (veja a dica)
½ a 1 colher de chá de sambal oelek (pasta de pimenta)
1 ½ xícara de milho congelado, um pouco descongelado
2 ½ a 3 xícaras de arroz integral cozido
1 tomate grande picado

Coloque o caldo, o molho de soja, o feijão e o repolho triturado numa panela grande antiaderente e cozinhe, mexendo com frequência, por cerca de 2 minutos. Acrescente a mistura de tempero de sua escolha e o sambal oelek. Continue a cozinhar por mais 3 minutos. Junte o milho e cozinhe mexendo de vez em quando, por 2 minutos. Adicione o arroz e continue a cozinhar e mexer até o arroz estar completamente aquecido e os legumes ficarem macios. Acrescente o tomate sem parar de mexer. Sirva a seguir.

DICA ▶ Pacotes de repolho triturado estão disponíveis em vários supermercados, ou você pode triturar o repolho no processador de alimentos. Para descongelar um pouco o milho, coloque numa peneira e lave com água fria.

DICA ▶ Se não tiver sobras de arroz cozido na geladeira, pode esquentar um pacote de arroz integral congelado no micro-ondas.

DICA ▶ Há várias misturas de tempero deliciosas no mercado. Experimente Mrs. Dash ou uma mistura de limão e endro. Eu com frequência uso Lemony Dill Zest Seasoning da Vegetarian Express. Nós gostamos de cobrir essa receita com Sriracha Hot Chili Sauce, e ela fica maravilhosa enrolada numa tortilha de milho macia.

Churrasco

JO STEPANIAK | BREAKING THE FOOD SEDUCTION [ROMPENDO A SEDUÇÃO DA COMIDA] POR NEAL BARNARD, MD

ESSE PRATO INCRIVELMENTE simples é uma opção fabulosa para um churrasco ao ar livre. As sobras dão um ótimo recheio para sanduíche.

SERVE 4 PESSOAS

450 g de tempeh
1 cebola grande, cortada ao meio e fatiada fino
2 xícaras de molho barbecue

Corte o tempeh em pedaços de 2,5 cm. Cozinhe no vapor por 15 minutos. Coloque o tempeh e a cebola fatiada num prato fundo de vidro ou cerâmica e regue com molho barbecue. Mexa com cuidado e deixe marinar na geladeira por pelo menos 1 hora. Asse numa grelha da churrasqueira ou do fogão até ficar dourado e aquecido por inteiro. Regue com frequência com o molho barbecue. Alternativamente, asse numa forma coberta em forno a 175°C por 30 minutos.

Sanduíches de couve e limão siciliano, o máximo em saúde

ANN CRILE ESSELSTYN

NÓS TÍNHAMOS VIAJADO, estávamos com muita vontade de comer VERDURA e quando chegamos em casa só tinha COUVE na geladeira. Que sorte para nós! Esse sanduíche é incrivelmente gostoso e é tão bom quanto saudável. Qualquer verdura que você escolher vai funcionar. O limão siciliano dá um sabor quase doce. Use-o bastante!

SERVE 2 A 4 PESSOAS

4 fatias de pão integral denso
½ a 1 limão-siciliano
1 maço de couve, picada em pedaços do tamanho de uma mordida, sem talos (4 xícaras ou mais)
Homus sem tahine (veja dica)
4 cebolinhas, picadas
½ maço de coentro ou salsinha fresca, picados
1 tomate grande, cortado em 4 fatias grossas, opcional

1. Toste bem o pão. Se você estiver usando um pão bem denso, de centeio ou pão preto, toste duas ou mesmo três vezes. Corte as extremidades do limão, faça raspas e então esprema o suco em uma tigela com a casca. Descarte as extremidades. Fatie BEM fino a parte principal do limão e reserve.
2. Coloque a couve numa panela com 7,5 cm a 10 cm de água no fundo. Leve ao ponto de fervura, tampe e cozinhe até ficar macia, de 3 a 5 minutos; verifique com frequência. A couve é gostosa quando cozida até atingir quase a maciez do espinafre. Escorra bem, sacudindo o escorredor até não haver mais água, e então salpique a couve no escorredor com a casca e o suco de limão reservado. MUITO limão deixa a couve deliciosa!
3. Cubra a torrada com uma grossa camada de homus, salpique com cebolinha e coentro, e coloque por cima fatias de limão. Arrume uma generosa porção de couve com limão em cima. É delicioso assim ou você ainda pode colocar uma fatia de tomate. E aí está: saúde em uma só mordida! Mas a receita faz um pouco de bagunça!

DICA ▶ **O homus é fácil de preparar: faça um purê de grão-de-bico, limão e alho e depois junte cominho, vinagre, pimentão vermelho, salsa ou coentro a gosto.**

VARIAÇÃO:

▶ Substitua a couve por acelga ou outra verdura de sua escolha.

Almoço de hastear a bandeira

ANTHONY YEN I APRESENTADO EM GARFOS EM VEZ DE FACAS

ESSA É UMA das refeições que eu mais faço. Nunca me canso dela.

SERVE 1 PESSOA

1 cogumelo portobello
Arroz integral ou selvagem cozido
Salsa mexicana
1 tomate fresco, picado
Raiz-forte preparada

Limpe bem o cogumelo e retire o talo. Misture um pouco de arroz cozido com a salsa mexicana e o tomate fresco picado na proporção que você preferir. Coloque a mistura no chapéu do cogumelo e arrume-o numa panela elétrica de arroz ou na cesta de uma panela a vapor. Cozinhe até o cogumelo ficar macio. Adicione um pouco de raiz-forte por cima para dar um sabor mais intenso.

VARIAÇÃO:

► Alternativamente, você pode assar o portobello recheado. Preaqueça o forno a 175°C, coloque numa forma e cozinhe até ficar macio.

Tomates e pepinos incríveis

MICAELA COOK | FUNDAÇÃO T. COLIN CAMPBELL

COMER TOMATES E pepinos com essa versão de vinagrete sem óleo é bem simples e saboroso. É também uma ótima forma de aproveitar o excesso de produção do seu jardim de verão em vez de distribuir sacolas de tomates para os vizinhos!

SERVE 5 PESSOAS

3 tomates grandes
2 pepinos médios
3 colheres de sopa de vinagre de maçã
3 colheres de sopa de xarope de arroz ou de agave
3 colheres de sopa de mostarda
Sal a gosto

Lave os tomates e pepinos. Se você não se importar com o sabor da casca do pepino, não se preocupe em descascá-los. Corte os tomates e pepinos em cubos entre pequenos e médios. Adicione o vinagre, o xarope, a mostarda e misture. Experimente antes de salgar, pois você pode não querer colocar sal, mas se quiser salgue a gosto e mexa de novo. Sirva gelado. Se puder deixar marinando na geladeira antes de servir, o sabor ficará mais intenso.

Tomates no vapor

KAREN CAMPBELL | A FAMÍLIA CAMPBELL

ESSE PRATO FICA delicioso com batatas, biscoitos ou pão de milho.

SERVE 4 PESSOAS

¼ xícara de cebola picada
¼ xícara de pimentão verde seco
¼ colher de chá de sal marinho
1 colher de chá de tempero italiano
½ colher de chá de alho em pó
¼ xícara de água
1 lata (410 g) de tomate picado ou 4 tomates médios-grandes cortados em cubos ou batidos
1 ½ colher de chá de adoçante
3 colheres de sopa de farinha de trigo integral
½ xícara de leite de soja
Pimenta-do-reino

1. Junte a cebola, o pimentão, o sal, o tempero italiano, o alho e a água numa panela e cozinhe por 5 minutos. Adicione o tomate e o adoçante e deixe ferver.
2. Misture a farinha com o leite numa tigela pequena até ficar homogêneo. Adicione à mistura quente de tomate e cozinhe, mexendo até engrossar. Tempere com pimenta-do-reino a gosto.

Vagem com estragão

KAREN CAMPBELL | A FAMÍLIA CAMPBELL

EU AMO ESSE método rápido de aprimorar vagens.

SERVE 4 PESSOAS

700 g de vagem
1 ½ xícara de água
1 pacote (170 g) de cogumelos fatiados
2 a 3 dentes de alho, amassados
1 colher de chá de estragão
½ colher de chá de sal marinho

Lave a vagem e quebre-as ao meio. Coloque a vagem, a água, o cogumelo, o alho, o estragão e o sal numa frigideira e cozinhe até a vagem ficar macia.

Dengaku de berinjela

ISA CHANDRA MOSKOWITZ I APPETITE FOR REDUCTION [APETITE PARA REDUÇÃO]

UMA MARCA DOS menus dos restaurantes japoneses, essa berinjela é grelhada e coberta com um molho de missô rico, picante e ligeiramente adocicado. Eu não costumo insistir num tipo específico de missô, mas aqui insisto que você use o vermelho para dar um sabor mais autêntico. E por falar em "autêntico", eu quero dizer autênticos restaurantes nipo-americanos, porque sou apenas uma boa garota judia que nunca foi ao Japão. Sirva por cima de arroz integral.

SERVE 4 PESSOAS

¼ xícara de mirin
2 colheres de chá de molho de soja
2 colheres de sopa de água
5 colheres de chá de xarope de agave
¼ xícara de missô vermelho
900 g de berinjela, cortada em pedaços de 1,2 cm
Cebolinhas fatiadas, para decorar (opcional)

1. Numa panela, misture o mirin, o molho de soja e a água. Ferva e diminua o fogo. Adicione o agave e o missô. Abaixe bem o fogo e mexa com frequência até ficar homogêneo.
2. Preaqueça o grill e coloque a grade do forno a aproximadamente 15 cm da fonte de calor. Borrife uma assadeira de bordas altas com spray de cozinha antiaderente. Arrume as fatias de berinjela numa única camada e borrife levemente com o spray de cozinha. Grelhe por cerca de 6 minutos; a parte de cima deve ficar dourada e a berinjela cozida, mas ainda firme. Tire do forno.
3. Use uma colher de sopa para distribuir o molho de missô entre as fatias de berinjela e então, com as costas da colher, espalhe-o sobre as fatias. Coloque de volta no forno e deixe grelhar por mais 2 minutos. O missô deve estar começando a borbulhar. Sirva rapidamente.

Salteado de aspargo com pimentão vermelho

CHEF DEL SROUFE I WELLNESS FORUM FOODS [COMIDAS DO FÓRUM DO BEM-ESTAR]

SALTEAR é uma técnica asiática de cozinhar carne e vegetais rapidamente para que mantenham a textura e o sabor. Nessa receita você pode ser criativo e substituir os aspargos por outros vegetais, como ervilha-torta,e fatias finas de cenoura fresca.

SERVE 3 A 4 PESSOAS

450 g de aspargos frescos, aparados e cortados em pedaços de 2,5 cm
1 pimentão vermelho cortado em fatias finas de 0,6 cm
225 g de cogumelo Paris, fatiado fino
2 dentes de alho, amassados
1 colher de sopa de molho de soja

Aqueça uma frigideira grande em fogo alto e adicione os aspargos, o pimentão e o cogumelo. Frite com a técnica de saltear por 4 a 5 minutos, acrescentando água, 1 a 2 colheres por vez, para evitar que os legumes grudem. Junte o alho e cozinhe por mais 1 minuto. Adicione o molho de soja e mexa bem. Sirva imediatamente.

Ensopado de couve

YOANNAH BROWN I SOUL VEGETARIAN EAST RESTAURANT, CHICAGO

UMA MANEIRA FÁCIL de fazer as verduras ficarem deliciosas, esse prato é um dos favoritos do dr. Terry Mason. O sabor é agradável e combina com qualquer tipo de refeição.

SERVE 4 PESSOAS

¼ xícara de água
12 xícaras de couve, lavada e cortada grosseiramente
1 xícara de cebola picada
1 colher de sopa de alho em pó
¼ xícara de levedura nutricional
¼ xícara de molho de soja

Aqueça a água numa panela grande até ferver. Acrescente a couve, a cebola, o alho em pó e a levedura nutricional. Tampe e deixe cozinhar até a couve estar macia e tenra, cerca de 15 minutos. Acrescente o molho de soja a gosto e misture bem.

Couve com molho de nozes milagroso

ANN CRILE ESSELSTYN | PREVENT AND REVERSE HEART DISEASE [PREVINA E REVERTA DOENÇA CARDÍACA]

QUANDO NÓS VISITAMOS nosso filho, Rip, em Austin, Texas, sempre comemos na Casa de Luz, um restaurante macrobiótico, porque amamos a comida e em especial o molho de nozes sobre couve. Antigamente, a couve era sempre a nossa última escolha quando se tratava de verduras. Nós pedimos ao cozinheiro a receita do molho de nozes para colocar na couve e aprendemos duas coisas: primeiro, ferver a couve em bastante água (e agora adoramos couve mesmo sem o molho). E segundo, os três ingredientes para o molho: nozes, alho e molho de soja. O resultado: algo chocante de tão delicioso e completamente diferente dos ingredientes individuais! As pessoas precisam aprender a preparar essa couve com molho de nozes. Esse molho NÃO é para pessoas com doenças cardíacas, a não ser que seja usado de maneira BEM moderada. Embora seja melhor fazer de acordo com seu gosto, aqui está uma possível receita:

1 maço de couve, preparada (veja a página seguinte)
1 a 2 colheres de sopa de molho de soja com baixo teor de sódio
½ xícara de água, ou mais, dependendo se você prefere o molho grosso ou ralo
½ xícara de nozes
1 dente de alho

1. Coloque no liquidificador ou processador de alimentos um punhado de nozes, um dente ou mais de alho, dependendo de sua tolerância, e um pouco de molho de soja de baixo sódio.
2. Bata e acrescente água, conforme necessário (cerca de ½ xícara), para chegar à consistência desejada para se despejar sobre a couve. Pode ser bastante ralo e mesmo assim ficar bom, e durar bastante. Ele é bom com praticamente tudo.

Como preparar a couve

1. Remova os talos da couve, mantendo as folhas inteiras. Segue-se a maneira mais divertida de se fazer isso:

- Segure firme o talo da couve com a mão direita.
- Segure frouxo a parte inferior dos talos, logo abaixo da folha, com a mão esquerda.
- Segurando firme com a mão direita e frouxo com a mão esquerda, afaste as mãos. As folhas vão ficar na mão esquerda e o talo sem folhas na direita. (Os talos da couve comum nem sempre se afastam muito da folha, mas isso não importa.)

1. Agora coloque as folhas umas sobre as outras. Corte a pilha de folhas em pedaços do tamanho de um bocado. (Não desperdice os talos; coloque-os numa fileira, corte em pedacinhos, cozinhe em água e acrescente-os a alguma sopa!)
2. Ferva cerca de 3 cm de água numa frigideira grande com tampa e coloque a couve picada na frigideira.Tampe e cozinhe por 5 minutos, e então teste para ver se está no ponto que você gosta. Como o espinafre, a couve é melhor se estiver um pouco mais cozida – mas não cozinhe demais.
3. Retire do fogo, escorra e sirva, ou use a couve em outra receita.

Tubérculos assados no alecrim com couve

ANASTASIA ST. JOHN I DEFENSORA DE DIETA E ESTILO DE VIDA COMPASSIVO

COUVE É UMA maneira deliciosa e nutritiva de incrementar tubérculos assados!

SERVE 6 PESSOAS

1 batata grande, cortada em cubos grandes
1 cenoura, cortada em fatias grandes
1 nabo, descascado e cortado em cubos
1 cebola média, cortada em gomos grandes
4 dentes de alho, cortados ao meio
¼ colher de chá de pimenta-do-reino
¼ colher de chá de pimenta vermelha em pó
1 colher de sopa de alecrim
¾ colher de chá de sal marinho
2 xícaras de água
2 xícaras de couve picada

1. Preaqueça o forno a 190°C.
2. Coloque numa tigela grande a batata, a cenoura, o nabo, a cebola, o alho, a pimenta-do-reino, a pimenta vermelha em pó, o alecrim e ½ colher de chá de sal e misture bem. Passe a mistura de legumes para uma forma rasa, acrescente 1 xícara de água e asse até os legumes ficarem macios com as extremidades douradas, de 45 minutos a 1 hora. Enquanto estiverem assando, vire os legumes uma ou duas vezes com uma espátula. Adicione mais água, se necessário.
3. Ferva a xícara de água restante em uma panela média. Acrescente a couve e ¼ colher de chá de sal e tampe. Reduza o fogo e cozinhe a couve até ficar macia, cerca de 3 a 5 minutos. Escorra a couve, misture com os legumes assados e sirva.

Cogumelos recheados com PMV (Pesto Mais Valioso)

CHEF AJ I UNPROCESSED [NÃO PROCESSADO]

A PRIMEIRA VEZ que Rip Esselstyn veio comer na minha casa, ele comeu doze desses cogumelos sozinho! Eles também ganharam altos elogios de Ann Crile Esselstyn, que comeu oito.

RENDE 12 COGUMELOS RECHEADOS

12 cogumelos crimini
1 xícara de pinoles
2 dentes de alho (ou mais, a gosto)
1 colher de sopa de pasta de missô amarela com baixo teor de sódio
1 xícara de manjericão fresco (cerca de 60 gramas)
Suco de um limão

Retire os talos dos cogumelos e reserve. Coloque os pinoles, o alho, o missô, o manjericão e o suco de limão no processador de alimentos com a lâmina "S" e bata até ficar homogêneo. Recheie os chapéus dos cogumelos com a mistura de pinoles e coloque no desidratador. Desidrate por 2 a 4 horas até ficar morno.

DICA▶ Retirar parte do centro do cogumelo fará com que caiba mais recheio dentro dele.

DICA▶ Se não tiver desidratador, asse os cogumelos a 175°C por 1 hora ou até ficarem macios.

VARIAÇÃO:

▶ Eu gosto de adicionar ao recheio 85 g de espinafre para ficar um pouco mais saudável. Se você fizer isso, tome cuidado: o espinafre vai juntar água quando aquecido, então não adicione demais e talvez tire o manjericão.

Couve-de-bruxelas caramelizada com xarope de bordo

CHEF AJ I UNPROCESSED [NÃO PROCESSADO]

MESMO PESSOAS QUE dizem que normalmente não gostam de couve-de-bruxelas vão apreciar esse prato. Eu gosto de usar o dobro de molho!

SERVE 6 A 8 PESSOAS

680 g de couve-de-bruxelas
¼ xícara de chalotas picadas bem fino
¼ xícara de xarope de bordo
1 colher de sopa de mostarda Dijon
1 colher de sopa de molho de soja
1 colher de sopa de araruta em pó
Pimentão vermelho cortado em cubos pequenos, opcional
Nozes ou nozes-pecã picadas, opcional

1. Leve uma panela de água para ferver. Corte o caule das couves-de-bruxelas e descarte, e então corte as couves-de-bruxelas ao meio. Cozinhe-as em água fervente por 2 minutos; escorra. Passe por água fria.
2. Numa panela antiaderente pesada, salteie a cebola numa pequena quantidade de água ou caldo de legumes por 2 a 3 minutos. Acrescente a couve-de-bruxelas cozida e salteie por mais 4 minutos. Bata juntos o xarope de bordo, a mostarda, o molho de soja e a araruta numa tigela pequena. Despeje essa mistura sobre a couve-de-bruxelas e cozinhe por cerca de 2 minutos até o molho engrossar. Guarneça com pimentão ou nozes, se desejar.

DICA▶ **O primeiro passo de cozinhar e esfriar a couve-de-bruxelas pode ser feito com antecedência.**

Puffs de batata grelhados

ANN CRILE ESSELSTYN

ESSAS BATATAS SÃO ridiculamente fáceis de fazer e deliciosas demais. Também dá certo se você apenas cortar as batatas e colocá-las no forno sem nenhum outro preparo. Batata-doce também serve. Elas são boas mesmo sem nada, mas você pode experimentar com homus, ketchup ou salsa mexicana.

SERVE 2 A 4 PESSOAS

10 batatas rosadas pequenas (5 a 7,5 cm de comprimento), fatiadas em duas ou três partes iguais
¼ xícara de caldo de legumes
1 colher de chá de alecrim
1 colher de chá de *lemon pepper*

Preaqueça o grill. Coloque as batatas cortadas numa tigela e tempere com o caldo de legumes, o alecrim e a *lemon pepper*, mexendo bem. Arrume as batatas em uma forma numa só camada e leve ao forno, cerca de 20 centímetros abaixo do grill. Deixe grelhar por 15 minutos. Olhe com frequência para ter certeza de que não estão queimando. As batatas vão ficar estufadas e com a parte de cima dourada. Não é necessário virá-las.

Batatas rosadas com couve

KAREN CAMPBELL E LEANNE CAMPBELL DISLA | WHOLE PLANTS COOKBOOK

A COUVE-MANTEIGA PODE muito bem substituir a couve-galega nessa receita.

RENDE 6 XÍCARAS

4 batatas rosadas
1 maço de couve-galega
4 colheres de sopa de água
1 cebola, fatiada fino
2 dentes de alho, amassados
1 colher de chá de sementes de gergelim
½ colher de chá de pimenta-do-reino
½ colher de chá de páprica
2 colheres de sopa de molho de soja

1. Lave e esfregue as batatas e corte em cubos ou rodelas de 1,2 cm. Cozinhe no vapor sobre água fervente até estar macia quando perfurada por um garfo. Passe por água fria, então escorra e reserve.
2. Lave a couve e retire os talos. Corte ou rasgue as folhas em pequenos pedaços e reserve.
3. Aqueça 2 colheres de sopa de água numa frigideira antiaderente grande e junte a cebola, o alho e as sementes de gergelim. Doure por 5 minutos. Acrescente a batata cozida, a pimenta-do-reino e a páprica. Continue cozinhando até a batata começar a dourar, cerca de 5 minutos. Use uma espátula para virar cuidadosamente a mistura enquanto cozinha.
4. Espalhe as folhas de couve sobre a mistura de batata. Salpique com as 2 colheres de sopa de água restantes e o molho de soja. Tampe e cozinhe, virando de vez em quando, até a couve ficar macia, por cerca de 7 minutos.

Batata-doce frita

RIP ESSELSTYN | THE ENGINE 2 DIET [DIETA DA ENGINE 2]

NÓS ADORAMOS BATATA-DOCE frita na *Station 2*. Nada é mais fácil de fazer. Deixamos a casca para ter o máximo de nutrientes e sabor.

SERVE 4 PESSOAS

2 batatas-doces com a casca, lavadas e cortadas em tiras

Preaqueça o forno a 230°C. Coloque as tiras de batata numa forma untada com spray de cozinha e cubra com papel-alumínio. Asse por 30 a 40 minutos, virando uma vez. Retire o papel-alumínio depois de 20 minutos de cozimento para deixar as tiras dourarem. Quanto mais finas forem as tiras, mais rápido irão assar. Elas são mais deliciosas quando levemente douradas – mas cuidado para não queimá-las.

Purê de batata-doce com xarope de bordo

MARY MCDOUGALL | PROGRAMA MCDOUGALL

ESSE PRATO ESTÁ sempre na mesa do nosso jantar de Ação de Graças. Eu normalmente uso *garnet yams* pela consistência cremosa e pela cor vibrante laranja.

SERVE 6 PESSOAS

1,4 kg de batata-doce
½ xícara de leite de soja
1 colher de sopa de xarope de bordo puro
Sal
Pimenta-do-reino moída na hora

1. Preaqueça o forno a 205°C. Lave bem as batatas-doces e perfure-as por inteiro com um garfo. Coloque-as numa forma e asse por cerca de 45 minutos ou até ficarem macias. Deixe esfriar um pouco.
2. Cortes as batatas-doces ao meio no sentido do comprimento e raspe a polpa com uma colher colocando numa tigela grande. Amasse com um amassador de batata ou uma batedeira elétrica (não use o processador de alimentos). Junte o leite de soja e o xarope de bordo; misture bem. Tempere com sal e pimenta a gosto.

DICA ▶ Esse prato pode ser preparado um ou dois dias antes da refeição e conservado na geladeira. Aqueça no micro-ondas antes de servir. A batata-doce pode ser descascada e cozida em água fervente em vez de assada. Escorra a água de cozimento, deixe esfriar um pouco e proceda como acima.

Só batatas? Batatas

SAN'DERA PRUDE | APRESENTADO EM GARFOS EM VEZ DE FACAS

AS PESSOAS vêm à minha casa e perguntam: "O que você está cozinhando aí? Batatas? Cheira como se você estivesse cozinhando carne!"

As ervas podem ser frescas ou secas, o que você tiver à mão.

Batatas, cortadas em cubos
Cebolas, cortadas em cubos
Pimenta-do-reino branca
Salsinha
Tomilho
Mostarda seca
Pimenta caiena

Coloque a batata e a cebola numa panela com um pouco de água. Salpique a pimenta-do-reino, a salsinha, o tomilho, a mostarda, a pimenta caiena e o orégano. Tampe e cozinhe em fogo baixo-médio até a batata ficar macia. Ajuste os temperos a gosto. Deixe o odor encher a casa.

Salada de batata

ALAN GOLDHAMER AND DOUG LISLE | THE HEALTH PROMOTING COOKBOOK [O LIVRO DE RECEITAS DA PROMOÇÃO DE SAÚDE]

COM GOSTO DE INFÂNCIA E SEM gordura – esse é um dos favoritos dos meus pacientes. Os sabores apuram com o tempo. Ela vai bem com uma salada verde ou como complemento para outras saladas.

SERVE 8 PESSOAS

12 xícaras de batatas rosadas, cortadas em cubos de 2,5 cm
1 xícara de suco de aipo ou caldo de legumes
3 xícaras de água
3 talos de aipo, cortados em cubos
2 cenouras, cortadas em cubos
1 pimentão vermelho ou verde, cortado em cubos
½ xícara de cebolinha picada
1 ½ colher de sopa de endro
1 colher de chá de manjericão
½ colher de chá de alho em pó
½ colher de chá de cebola em pó

Numa panela com 3,75 litros de capacidade, cozinhe as batatas no suco de aipo ou em caldo de legumes com água até ficarem macias. Deixe esfriar. Numa tigela grande, misture os ingredientes restantes e deixe descansar para combinar os sabores. Quando a batata estiver fria, misture todos os ingredientes e sirva.

Wraps adoráveis de couve com pimentão vermelho e pepino

ANN CRILE ESSELSTYN

ELES SÃO INCRÍVEIS – tanto bonitos quanto deliciosos – e tão divertidos de fazer que não parecem trabalhosos. Para o recheio, você pode usar como substituto aspargo ou vagem cozidos; fatias longas e finas de cenoura ou tiras de repolho bok choy; legumes cozidos; ou arroz e feijão. TUDO é bom neles. São ótimos para servir como canapés semelhantes a sushi, ou você pode comê-los como sanduíches.

1 maço de couve
½ xícara de homus sem óleo e sem tahine
2 cebolinhas, picadas
½ xícara de coentro fresco, picado
¼ xícara de cenoura picada
¼ xícara de pimentão vermelho, cortado em tiras finas
¼ pepino pequeno, cortado em tiras finas (casca opcional)
½ limão

1. Coloque cerca de 5 cm de água numa panela grande e leve para ferver.
2. Escolha as 4 melhores folhas de couve. Abra-as, corte o talo grosso no ponto onde a folha começa, e então coloque-as na água fervente, uma em cima da outra. Tampe e cozinhe de 30 segundos a um minuto, escorra.
3. Abra uma folha de couve cozida sobre uma tábua ou balcão com a parte grossa da folha virada para cima e na horizontal. Coloque uma fileira de cerca de 2 colheres de sopa de homus embaixo e rente ao talo central, e então salpique sobre o homus a cebolinha, o coentro e a cenoura. Coloque as tiras de pimentão vermelho e pepino, viradas na horizontal, em cima.
4. Dobre sobre o recheio a borda da folha mais próxima de você e gentilmente role a folha ao redor do recheio no formato de uma salsicha. Com uma faca afiada, corte o rolo em quantos pedaços *pequenos* redondos for possível. Provavelmente você obterá seis ou mais pedaços, mas isso irá depender do tamanho da folha. O cozinheiro sempre pode comer as pontas!

DICA▶ A couve é bem resistente e não quebra fácil quando cozida. Sua flexibilidade é o que o faz um wrap perfeito!

Tomate recheado com quinoa e couve

MOIRA NORDHOLT I THE FEEL GOOD GURU [GURU DO BEM-ESTAR]

ESSE TOMATE FICA elegante num prato e é uma refeição bonita, leve e saudável para servir para convidados. Essa receita serve uma pessoa – para mais, apenas cozinhe mais quinoa, e adicione mais legumes para criar uma boa mistura.

SERVE 1 PESSOA

1 xícara de quinoa
2 xícaras de água ou caldo de legumes sem sal
Sal marinho do Himalaia
3 dentes de alho, amassados
¼ cebola roxa, cortada em cubos
½ xícara de buquês de brócolis
4 folhas de couve, cortadas em tiras finas
Molho de soja
1 tomate caqui grande orgânico, sem sementes
Suco de um limão

1. Lave bem a quinoa e escorra numa peneira fina. Coloque numa panela com a água e sal e leve ao fogo. Quando ferver, reduza o fogo e deixe cozinhar por 10 a 15 minutos até toda a água ser absorvida.
2. Numa frigideira grande de ferro fundido, aqueça um pouco de água mineral ou caldo e doure o alho, a cebola, o brócolis e a couve. Quando o brócolis e a couve ficarem verde-escuros, acrescente uma pitada de molho de soja e mexa. Tire do fogo.
3. Quando a quinoa estiver cozida, junte uma parte dela à mistura de legumes e mexa bem. Escave o miolo do tomate e preencha com a mistura de quinoa e legumes.
4. Sirva o tomate recheado num prato, coloque ao lado o restante da mistura de quinoa e legumes e regue com um pouco de suco de limão para destacar os sabores!

VARIAÇÃO:

► Aqueça o tomate recheado num forno preaquecido por 10 minutos ou até ficar bem quente.

Purê de abóbora

JO STEPANIAK I BREAKING THE FOOD SEDUCTION [ROMPENDO A SEDUÇÃO DA COMIDA] POR NEAL BARNARD, MD

O PURÊ DE abóbora é uma alternativa doce e colorida para o purê de batata. Também é o acompanhamento perfeito para jantares de fim de ano no lugar da batata-doce, e até serve como uma gostosa sobremesa, em especial se você adicionar algumas nozes-pecã picadas tostadas.

SERVE 4 PESSOAS

4 xícaras de abóbora-cabotiã cortada em cubos
3 colheres de sopa de xarope de bordo puro
2 colheres de sopa de tahine, manteiga de amendoim ou manteiga de amêndoa
½ colher de chá de essência de baunilha
Sal

Cozinhe os cubos de abóbora no vapor até ficarem bem macios. Coloque no processador de alimentos, acrescente os ingredientes restantes e bata até ficar homogêneo. Tempere com sal a gosto. Sirva quente.

Relish fácil de cranberry

CHEF AJ I UNPROCESSED

PORQUE COZINHAR seu *relish* ou usar açúcar quando você pode fazer isso?

2 laranjas grandes
340 g de cranberries frescas
Xarope de tâmara, opcional

Rale a casca das laranjas, depois descasque e descarte-as. Coloque as raspas, as laranjas descascadas e as cranberries no processador de alimentos com lâmina "S" e bata até obter uma mistura grossa. Se quiser um *relish* mais doce, acrescente um pouco de xarope de tâmara.

VARIAÇÃO:

▶ Substitua a laranja e as raspas de laranja por gengibre fresco e suco de limão para uma variação deliciosa.

Arroz de couve-flor

DARSHANA THACKER | CHEF VEGANA AYURVÉDICA

ESSA É UMA VARIAÇÃO interessante do arroz básico cozido no vapor. O sabor da couve-flor com os temperos é tão sutil que complementa qualquer tipo de pratos de lentilha ou legumes, incluindo dal.

SERVE 4 A 6 PESSOAS

1 xícara de arroz (de preferência basmati)
2 xícaras de água
½ colher de chá de sementes de cominho
½ colher de chá de gengibre fresco ralado
¼ colher de chá de pasta de pimenta-verde
1 xícara de couve-flor picada fino
½ colher de chá de sal
1 colher de sopa de coentro picada fino

1. Lave o arroz, trocando a água pelo menos 3 vezes. Coloque o arroz e a água numa panela e leve ao fogo. Quando ferver, reduza o fogo, tampe e deixe cozinhar por 10 minutos. Reserve.
2. Doure levemente as sementes de cominho numa frigideira por cerca de 1 a 2 minutos. Junte o gengibre e a pasta de pimenta; mexa. Acrescente a couve-flor, o arroz cozido e o sal. Cozinhe por 2 a 3 minutos. Decore com o coentro picado.

Polenta com alecrim e alho

MICAELA COOK | FUNDAÇÃO T. COLIN CAMPBELL

QUANDO DECIDI COMER menos pão, a polenta se tornou uma das minhas comidas favoritas. Servida com feijão-rajado, legumes e cebola assada, ela é uma refeição saudável que satisfaz.

SERVE 6 PESSOAS

1 cebola média, picada fina
3 dentes de alho amassados
2 colheres de sopa de alecrim, moído se possível
1 colher de chá de sal, ou a gosto
2 xícaras de fubá
3 xícaras de caldo de legumes
2 xícaras de leite vegetal (veja página 68)
⅓ xícara de tomate seco picado, opcional, para dar um sabor extra

1. Preaqueça o forno a 175°C.
2. Misture numa panela a cebola, o alho, o alecrim, o sal e o fubá. Acrescente o caldo de legumes e o leite vegetal e mexa muito bem.
3. Leve a panela ao fogo. Quando ferver, abaixe o fogo e deixe cozinhar, mexendo levemente até a mistura engrossar, cerca de 10 minutos. Despeje numa forma de torta e asse por 30 minutos.

DICA ▶ **Se você não tiver caldo de legumes ou leite vegetal, pode usar água, mas não ficará tão saboroso.**

Pão com ervas sensacional

LEANNE CAMPBELL DISLA I WHOLE PLANTS COOKBOOK [O LIVRO DE RECEITAS DOS VEGETAIS INTEGRAIS]

ESSE PÃO SABOROSO e apetitoso é um acompanhamento perfeito para sopa, massa ou salada, ou como um lanche. O preparo leva rápidos 15 minutos e você precisa deixar o pão crescer apenas uma vez, o que o torna mais fácil. Se quer pão simples, omita as ervas – fica igualmente gostoso!

RENDE 1 PÃO

3 xícaras de farinha de trigo integral
½ colher de sopa de sálvia
½ colher de sopa de tomilho
½ colher de sopa de manjericão
½ colher de sopa de orégano
1 ½ colher de chá de fermento seco
2 colheres de chá de melaço
1 ¾ xícara de água morna

1. Forre uma forma de pão de 23 cm x 12,5 cm com papel-pergaminho. Reserve. Misture a farinha, a sálvia, o tomilho, o manjericão e o orégano numa tigela grande. Acrescente o fermento e mexa. Faça um buraco no meio da farinha e despeje ali o melaço e a água. Misture com a mão até obter uma massa macia e um pouco molhada. Amasse até a massa deixar as laterais da tigela limpa e ficar elástica.
2. Preaqueça o forno a 205°C. Coloque a massa na forma, cubra com filme plástico untado e deixe num lugar abrigado até dobrar de volume, por cerca de 1 hora. Asse por 35 minutos. Teste para ver se o pão está pronto batendo com os nós dos dedos na superfície: o pão estará assado quando soar oco.

VARIAÇÃO:

▶ Ervas frescas também podem ser usadas nessa receita, e para um gosto ligeiramente diferente substitua o tomilho e o manjericão por alecrim e cebolinha.

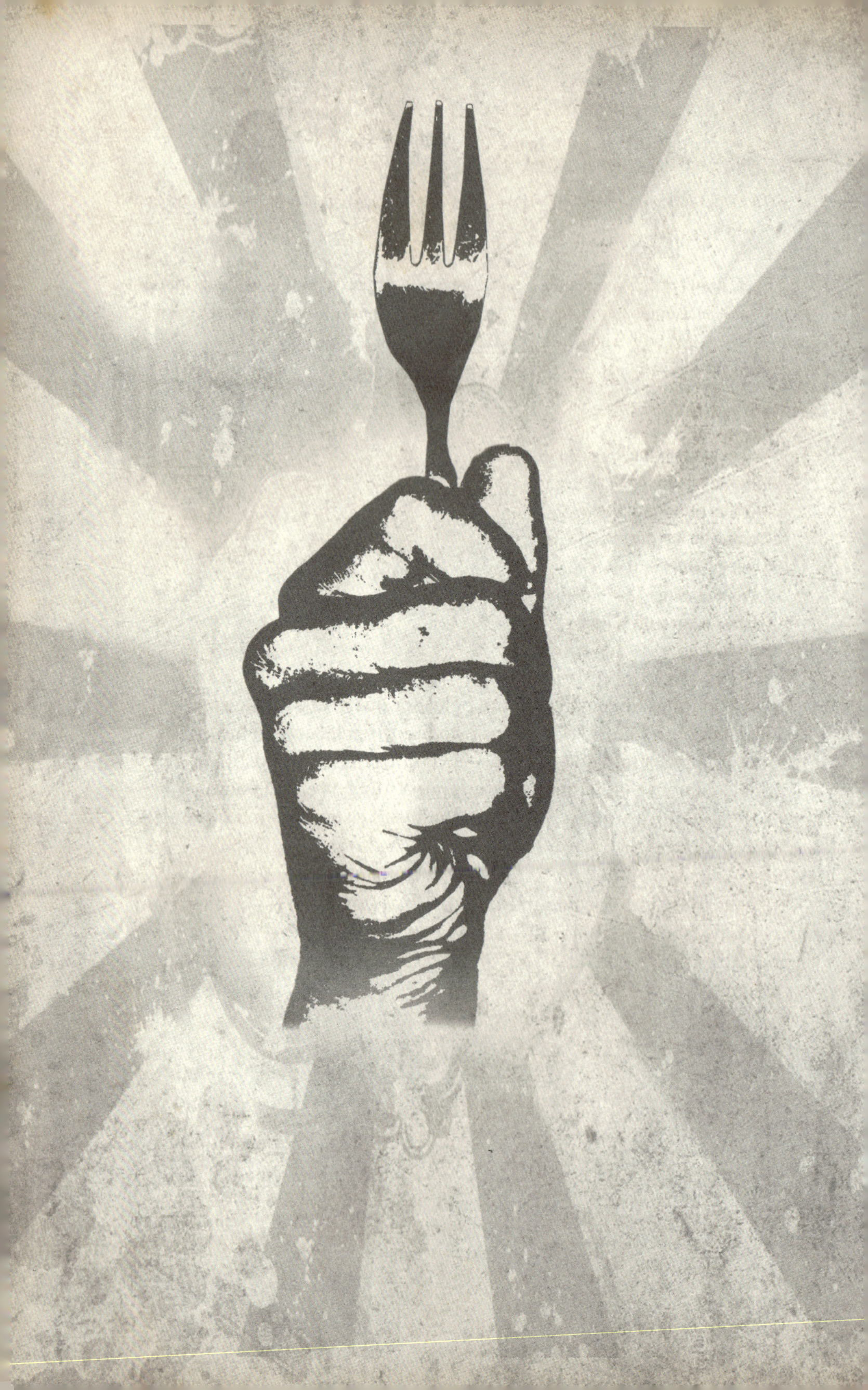

Frutas com limão, hortelã e suco de laranja

ANN CRILE ESSELSTYN I PREVENT AND REVERSE HEART DISEASE [PREVINA E REVERTA DOENÇA CARDÍACA]

AQUI A ADIÇÃO de suco de laranja, suco e casca de limão e hortelã transcendem uma simples salada de frutas e proporcionam uma sobremesa especial que você pode fazer o ano todo. Todo mundo sempre pergunta: "O que tem nisso? É TÃO BOM!"

Você pode usar qualquer fruta que tiver disponível.

SERVE 6 A 8 PESSOAS

Melão cantaloupe
Morangos, fatiados
Mirtilos e/ou framboesas
Gomos de laranja
Kiwi, fatiado
Suco de laranja
Raspas e suco de ½ limão
Hortelã fresca

Faça bolinhas de melão com um boleador ou corte o melão em pedaços de 1,2 cm. Coloque o melão numa tigela, acrescente o morango, os mirtilos, os gomos de laranja e o kiwi e misture delicadamente. Adicione suco de laranja suficiente para cobrir parcialmente as frutas. Salpique com raspas e suco de limão, junte as folhas de hortelã e mexa.

Maçãs recheadas assadas

LEWIS FREEDMAN E PRISCILLA TIMBERLAKE | COMMUNITY DINNERS SERVED WITH LOVE [JANTARES COMUNITÁRIOS SERVIDOS COM AMOR]

CADA PEDAÇO DESSA sobremesa é cheio de sabor. É um ótimo doce de outono que pode substituir as tortas tradicionais.

SERVE 8 PESSOAS

¼ xícara de uva-passa sem sementes
¼ xícara de nozes torradas, picadas
1 ½ colher de chá de missô escuro
½ xícara de tahine
½ xícara de xarope de arroz
1 colher de chá de canela em pó
⅓ xícara de água
8 maçãs para assar
1 xícara de suco de maçã

1. Preaqueça o forno a 190°C.
2. Misture numa pequena tigela a uva-passa, as nozes, o missô, o tahine, o xarope de arroz, a canela e a água. Escave o miolo das maçãs, deixando no fundo o suficiente para segurar o recheio. Recheie cada maçã com a mistura de tahine. Coloque as maçãs recheadas numa forma pequena e despeje por cima o suco de maçã, deixando cair também na assadeira. Asse por uma hora ou mais, dependendo do tipo de maçã, até ficarem macias.

Sorvete de banana

MARY MCDOUGALL | O PROGRAMA MCDOUGALL

ESSA SOBREMESA FRIA usa bananas congeladas, que também são ótimas para smoothies. Quando você tiver bananas bem maduras, descasque, corte-as em pedaços, coloque em saquinhos que possam ir ao freezer, e congele por pelo menos 1 dia.

6 bananas congeladas
1 colher de sopa de essência de baunilha
½ xícara de leite de soja ou de amêndoa

Bata alguns pedaços de banana congelada, cerca de 1 colher de chá de baunilha e uma pequena quantidade de leite no processador de alimentos até ficar homogêneo. Despeje numa tigela grande e então repita a operação até que toda a banana seja processada. Mexa rapidamente o "sorvete" e sirva imediatamente.

VARIAÇÃO:

► Outras frutas congeladas podem ser acrescentadas às bananas congeladas para acrescentar mais sabor.

Doce congelado de banana com chocolate

ANN CRILE ESSELSTYN I A FAMÍLIA ESSELSTYN

TIFF CUNNINGHAM, A irmã de nossa nora, nos deu a ideia para essa receita, e achamos que essa é a sobremesa mais saudável e com sabor mais surpreendente que tivemos em muito tempo. Assegure-se de servi-la congelada. Essa receita rende cerca de cinquenta doces, dependendo de quanto você comer enquanto prepara. Mesmo se você comer todos, não é tão terrível!

Enrolar bolas em granulados impede que o chocolate derreta nos seus dedos enquanto você come. *Kashi 7 Whole Grain Nuggets* são especialmente crocantes, mas qualquer coisa semelhante a granulados irá funcionar. Os doces são ótimos também sem granulados, mas fazem sujeira.

RENDE CERCA DE 50 DOCES

⅓ xícara de xarope de bordo
⅓ xícara de leite vegetal (veja página 68)
⅓ xícara de cacau em pó
2 colheres de chá de essência de baunilha
2 bananas maduras
2 xícaras de aveia
Granulados

1. Bata o xarope de bordo, o leite, o cacau, a baunilha e a banana no processador de alimentos até ficarem bem misturados. Transfira para uma tigela. Adicione a aveia e misture bem.
2. Forre uma forma com papel manteiga. Coloque granulados numa tigela pequena. Usando um boleador ou uma colher pequena, retire uma pequena bola de chocolate e jogue na tigela de granulados. Vire a bola com a colher ou os dedos (é mais fácil usar os dedos) e então salpique granulados nas laterais e coloque com cuidado no papel-manteiga. Eu gosto de amassar um pouco a bola com as costas de uma colher. Repita o processo com o restante da mistura de chocolate.
3. Congele a forma inteira de doces. Depois que estiverem congelados, transfira para um recipiente hermético e conserve no freezer. E esconda para não vê-lo com facilidade!

Pudim de chocolate instantâneo

JO STEPANIAK I BREAKING THE FOOD SEDUCTION [ROMPENDO A SEDUÇÃO DA COMIDA] POR NEAL BARNARD, MD

UM ÓTIMO PUDIM de chocolate caseiro feito em menos de 5 minutos? Pode apostar! Você vai acreditar num instante com essa receita incrível.

RENDE 1 ¾ XÍCARA

1 ½ xícara (cerca de 340 g) de tofu firme macio, esmigalhado
¼ a ½ xícara de adoçante seco ou xarope de bordo puro
⅓ 3 xícara de cacau sem açúcar ou alfarroba em pó
2 colheres de chá de essência de baunilha
Pitada de sal, opcional

Coloque todos os ingredientes no processador de alimentos e bata por vários minutos até ficar homogêneo e cremoso. Conserve na geladeira até a hora de servir.

DICA▶ **Comece com a quantidade menor de adoçante e vá acrescentando aos poucos, conforme necessário, até ficar a seu gosto.**

Mousse de limão

ANN CRILE ESSELSTYN

ELA É DELICIOSA sozinha, coberta com alguma fruta ou usada como cobertura de bolo. É rápida de fazer. Use mais ou menos limão de acordo com seu gosto. Fica especialmente bonita servida numa taça de vinho com framboesas frescas e salpicada com hortelã. Use tofu MACIO.

SERVE 2 A 4 PESSOAS

1 pacote (350 g) de tofu *Mori-Nu Silken Lite Firm* ou *Extra Firm*
⅓ xícara de xarope de bordo ou outro adoçante à sua escolha
3 colheres de sopa de suco de limão
Raspas de 1 limão

Bata o tofu, o xarope de bordo, o suco e as raspas de limão no processador de alimentos até ficar homogêneo. Raspe as laterais da jarra do processador com uma espátula para ficar tudo bem misturado. Coloque na geladeira até ficar gelado.

Cookies de farinha de aveia e uva-passa

ALAN GOLDHAMER E DOUG LISLE | THE HEALTH PROMOTING COOKBOOK [O LIVRO DE RECEITAS DA PROMOÇÃO DE SAÚDE]

ÚMIDOS E DELICIOSOS, esses cookies são um lanche doce ou uma sobremesa que satisfaz. Não seja enganado por sua aparência molhada quando tirá-los do forno – eles endurecem um pouco quando esfriarem e estão assados e prontos para comer.

SERVE 12 PESSOAS

4 xícaras de farinha de aveia (pode ser aveia batida no liquidificador ou processador de alimentos)
1 colher de chá de fermento em pó
½ colher de chá de bicarbonato de sódio
1 colher de chá de canela em pó
¼ colher de chá de noz-moscada ralada
2 bananas maduras, amassadas
1 xícara de suco de maçã
½ xícara de uva-passa

Preaqueça o forno a 190°C. Misture os ingredientes secos numa tigela grande. No processador de alimentos, bata a banana e o suco até ficar homogêneo. Junte os ingredientes secos aos poucos, enquanto continua batendo. Passe a massa para uma tigela grande e acrescente a uva-passa. Coloque colheradas da massa numa assadeira antiaderente. Asse por 10 minutos.

Cookies rápidos para o lanche da escola

KAREN CAMPBELL | A FAMÍLIA CAMPBELL

ESSE LANCHE fácil é um sucesso com todas as idades.

RENDE CERCA DE 8 COOKIES

⅓ xícara de xarope de bordo
⅓ xícara de leite de amêndoa
¼ xícara de cacau em pó
3 colheres de sopa de manteiga de amendoim
1 colher de chá de essência de baunilha
1 ½ xícara de aveia
¼ xícara de nozes, opcional

Coloque o xarope de bordo, o leite de amêndoa e o cacau numa panela, leve ao fogo para ferver e deixe cozinhar por 3 minutos. Adicione a manteiga de amendoim e mexa até dissolver. Retire do fogo e acrescente a baunilha, a aveia e as nozes. Misture bem e molde no formato de pequenos cookies.

Brownies ultrajantes

CHEF AJ I AUTOR DE UNPROCESSED [NÃO PROCESSADO]

ESSES BROWNIES SÃO como um amigo que você pode levar para qualquer festa... eles se dão bem com todo mundo.

RENDE 8 BROWNIES

1 lata (425 g) de feijão-preto sem sal, escorrido e lavado
1 ½ xícara de xarope de tâmara
2 colheres de sopa de farinha de linhaça
1 colher de sopa de essência de baunilha sem álcool
½ colher de chá de essência de caramelo
1 colher de chá de fermento em pó
½ colher de chá de bicarbonato de sódio
½ xícara de cacau cru em pó (*Ultimate SuperFoods* é minha marca favorita)
¾ xícara de farinha de cevada
1 xícara de chips de chocolate sem lactose adoçados com grãos da *Sunspire*

Preaqueça o forno 175°C. Coloque o feijão e o xarope de tâmara na jarra do processador de alimentos com a lâmina "S" e bata até ficar homogêneo. Junte a farinha de linhaça, as essências de baunilha e caramelo, o fermento em pó, o bicarbonato de sódio e o cacau e bata de novo. Acrescente a farinha de cevada e bata até tudo ficar bem misturado. Adicione os chips de chocolate e mexa delicadamente. Despeje a massa numa forma de silicone quadrada de 20 cm x 20 cm. Asse por 30 a 35 minutos até ficar firme no meio e um palito de dente sair limpo ao perfurar o cookie.

Quadrados crocantes de arroz

JO STEPANIAK | BREAKING THE FOOD SEDUCTION [ROMPENDO A SEDUÇÃO DA COMIDA] POR NEAL BARNARD, MD

ESSES QUADRADOS CROCANTES e cheios de nozes são uma ótima sobremesa ou lanchinho doce.

RENDE 16 QUADRADOS

⅔ xícara de xarope de arroz integral
¼ xícara de manteiga natural de amêndoa ou de amendoim
½ colher de chá de essência de baunilha
2 xícaras de cereal crocante de arroz

ADIÇÕES (ESCOLHA UMA)

½ xícara de amêndoa ou noz picada levemente tostada
½ xícara de groselha, uva-passa ou damasco bem picados
½ xícara de chips de alfarroba sem lactose

1. Unte uma forma quadrada de 20 cm com um spray de culinária antiaderente e reserve.
2. Coloque o xarope de arroz integral e a manteiga numa panela pequena e aqueça até a mistura ficar macia e homogênea. Retire do fogo e misture a essência de baunilha. Combine o cereal e a adição de sua escolha numa tigela grande. Despeje a mistura quente sobre a mistura de cereal e mexa cuidadosamente, usando uma colher de madeira. Trabalhe o mais rápido possível (isso é especialmente importante se estiver usando chips de alfarroba para eles não derreterem). Espalhe a mistura uniformemente na forma preparada, pressionando delicadamente com os dedos para alisar a superfície. Cubra com filme plástico e deixe esfriar até ficar firme. Corte em quadrados e conserve num recipiente hermético na geladeira.

Quadrados de energia de tâmara crua

MOIRA NORDHOLT | THE FEEL GOOD GURU [GURU DO BEM-ESTAR]

ESSES QUADRADOS DE tâmara crua são uma maneira poderosa de começar o dia, o alimento perfeito para comer antes ou depois de se exercitar, de uma escalada, em qualquer momento que você precise de mais energia entre as refeições. Eles são fáceis de fazer no processador de alimentos e ficam prontos para comer na mesma hora. Não vão durar muito se você deixar na mesa, mas se conseguir não comer tudo de uma vez, eles ficarão ainda melhores no dia seguinte ou se esfriarem um pouco na geladeira. Essas quantidades são para uma forma pequena.

SERVE 8 A 10 PESSOAS

1 xícara de tâmaras frescas ou secas, descaroçadas
1 ½ xícara de amêndoas orgânicas
1 banana
½ xícara de grãos de cacau
1 colher de chá de essência de baunilha
Coco ralado seco

1. Se estiver usando tâmaras secas, deixe-as de molho por alguns minutos em água ou suco de laranja suficiente para cobri-las; escorra.
2. Bata as amêndoas no processador de alimentos até ficarem partidas, mas ainda em pedaços crocantes. Junte a banana, os grãos de cacau e a baunilha e bata até misturar bem.
3. Polvilhe coco ralado sobre o fundo de uma forma quadrada pequena. Despeje a mistura na forma raspando a jarra com uma espátula e espalhe por igual para que fique com espessura uniforme; pressione gentilmente com as mãos. Polvilhe coco por cima.
4. Uma hora ou mais de refrigeração irá fazer com que fique mais fácil cortar em barras e servir, mas elas ficam mais gostosas, grudentas e com sabor de tâmara em temperatura ambiente.

Crumble de pera e cranberry

MARY MCDOUGALL | O PROGRAMA MCDOUGALL

EU TINHA ALGUNS cranberries frescos na geladeira que meu neto, Jaysen, queria usar. Também tinha peras frescas, então nós decidimos fazer uma sobremesa. Enquanto estava esfriando, todo mundo veio pegar um pouquinho, então concluimos que foi um sucesso!

SERVE 8 A 10 PESSOAS

A COBERTURA:

½ xícara de flocos de aveia
½ xícara de nozes picadas
¼ xícara de farinha de trigo integral branca
½ colher de chá de canela em pó
¼ colher de chá de noz-moscada ralada
2 colheres de sopa de extrato de agave

O RECHEIO:

3 xícaras de peras bosc descascadas e cortadas em cubos
2 xícaras de cranberries frescos
⅓ xícara de açúcar mascavo
2 ½ colheres de sopa de amido de milho

1. Preaqueça o forno a 175ºC.
2. Para a cobertura, coloque a aveia, as nozes, a farinha de trigo, a canela e a noz-moscada numa tigela média e misture bem, então acrescente o extrato de agave e misture até obter um farelo. Reserve.
3. Para o recheio, coloque todos os ingredientes numa tigela grande; misture bem.
4. Transfira o recheio para uma forma redonda funda e salpique a cobertura por cima. Asse por cerca de uma hora, até o recheio estar borbulhante e a cobertura ficar levemente dourada. Deixe esfriar por uma hora antes de servir (se você conseguir esperar!)

DICA▶ **Eu uso peras bosc porque elas mantêm sua forma quando cozidas e não ficam moles demais.**

VARIAÇÃO:

▶ Se cranberries frescos não estiverem disponíveis, use cranberries congelados (depois de descongelar). Essa receita também é ótima com maçã e mirtilos.

Crisp de framboesa e pera

CHEF DEL SROUFE I WELLNESS FORUM FOODS [COMIDAS DO FÓRUM DO BEM-ESTAR]

PERAS E FRAMBOESAS frescas temperadas com canela, assadas sob uma cobertura crocante de aveia, vão fazer dessa sobremesa saudável um clássico na sua cozinha. Se preferir, substitua a framboesa por mirtilo, que irá tornar o crisp um prato atraente que pode ser servido em qualquer época do ano.

SERVE 6 PESSOAS

RECHEIO

7 peras frescas, cortadas em cubos de 1,2 cm
½ xícara de xarope de bordo
¾ colher de chá de estévia em pó (uma alternativa saudável e natural para o açúcar)
¼ colher de chá de sal marinho, opcional
1 colher de chá de canela em pó
Pitada de noz-moscada ralada
½ litro de framboesas frescas

COBERTURA

1 ½ xícara de flocos de aveia
½ xícara de xarope de bordo
½ xícara de suco de maçã
½ colher de chá de canela em pó
Pitada de sal marinho, opcional

1. Preaqueça o forno a 190°C.
2. Para o recheio: Coloque a pera e o xarope de bordo numa panela grande. Cozinhe em fogo médio, tampado mas mexendo de vez em quando, até a pera ficar macia, cerca de 10 a 12 minutos. Retire do fogo e acrescente a estévia, o sal marinho, a canela e a noz-moscada. Transfira o recheio para uma forma de 23 cm x 33 cm. Distribua por cima as framboesas frescas.
3. Para a cobertura: Misture todos os ingredientes e espalhe sobre o recheio.
4. Asse por 25 a 30 minutos.

Torta de frutas com base de tâmara e castanhas

RIP ESSELSTYN | THE ENGINE 2 DIET [DIETA DA ENGINE 2]

A RECEITA DESSA torta fabulosa nos foi dada pela cantora e compositora de Austin, Libby Fitzpatrick, pouco depois que nosso filho Kole nasceu. É um pecado simples e delicioso.

SERVE 4 A 6 PESSOAS

BASE

1 xícara de tâmara
⅓ xícara de nozes
⅓ xícara de castanha de caju
⅓ xícara de amêndoa
1 colher de chá de essência de baunilha

RECHEIO

2 a 3 bananas, fatiadas no sentido do comprimento
115 g de morango, fatiado
115 g de morango, batido em purê
115 g de framboesa
1 lata de tangerina, escorridos

Bata todos os ingredientes da base no processador de alimentos até obter uma consistência grudenta. Pressione a mistura numa forma de torta. Arrume por cima as fatias de banana, apertando bem as bordas. Distribua as fatias de morango sobre a banana. Despeje o purê de morango e cobrindo todas as lacunas. Coloque no topo da torta as framboesas e a tangerina. Cubra e leve à geladeira por uma hora antes de servir.

Torta de morango

LEANNE CAMPBELL DISLA | WHOLE PLANTS COOKBOOK

ESSA TORTA SEMPRE recebe elogios, mesmo de quem está acostumado com sobremesas açucaradas. Sirva com um raminho de hortelã para decorar. As pessoas irão pedir para repetir.

SERVE 8 PESSOAS

2 xícaras de biscoito integral de baixa caloria esmagado
½ xícara de suco de maçã
1 ½ xícara de morango fresco fatiado
¾ xícara de água
1 xícara de morangos inteiros congelados ou frescos
¼ xícara de amido de milho
⅓ xícara de adoçante seco

1. Esmague os biscoitos numa tigela média e misture com o suco de maçã. Pressione a mistura no fundo de uma forma de torta de 23 cm. Arrume o morango fatiado numa camada uniforme sobre a base de biscoito. Reserve.
2. Leve a água e os morangos inteiros ao fogo numa panela média e deixe ferver até as frutas começarem a dissolver. Misture bem o amido de milho e o adoçante seco numa tigela pequena e acrescente à panela do morango; mexa bem. Cozinhe em fogo médio-baixo até engrossar, mexendo sempre por 3 a 4 minutos. Quando a mistura estiver grossa, despeje na forma de torta sobre o morango fatiado. Leve à geladeira por 2 a 3 horas antes de servir.

VARIAÇÃO:

► Outras frutas podem ser usadas no lugar do morango. Tanto o mirtilo quanto o pêssego funcionam bem nessa receita.

Bolo de cereja com abacaxi

KAREN CAMPBELL I A FAMÍLIA CAMPBELL

ESSE BOLO DERRETE na boca e o efeito visual é muito bonito.

SERVE 8 A 10 PESSOAS

MISTURA DE FRUTAS

1 lata de cerejas vermelhas
1 lata de abacaxi picado
½ xícara de coco ralado
½ xícara de adoçante, tal como bordo em pó ou mel
½ xícara de nozes picadas, opcional

COBERTURA

1 ½ xícara de farinha de trigo integral
½ xícara de farinha de aveia
1 ½ colher de chá de fermento em pó
¼ xícara de adoçante, como bordo em pó
1 ½ xícara de leite vegetal (eu gosto de leite de amêndoa; veja página 68)

1. Preaqueça o forno a 175°C. Para a mistura de frutas, combine as cerejas, o abacaxi, o coco, o adoçante e as nozes numa forma de 23 cm x 33 cm. Espalhe por igual.
2. Para a cobertura, misture numa tigela a farinha de trigo, a farinha de aveia, o fermento em pó, o adoçante e o leite e despeje na forma sobre a mistura de frutas. Não mexa.
3. Asse a 175°C por 45 a 50 minutos.

Bolo sexy de cenoura crua

MOIRA NORDHOLT | THE FEEL GOOD GURU [GURU DO BEM-ESTAR]

ESSE LINDO BOLO tem todo o sabor e textura de um bolo de cenoura tradicional sem a farinha refinada, óleo, ovos, açúcar de confeiteiro e cream cheese!

Lembre-se, não há farinha segurando esse bolo. Cortar o bolo de cenoura em fatias bonitas vai exigir delicadeza no toque.

SERVE 6 PESSOAS

1 xícara de uva-passa orgânica
1 cenoura grande ou 2 médias, raladas fino
2 xícaras de nozes, picadas fino
½ xícara de coco ralado orgânico
1 colher de sopa de tahine
¼ xícara de xarope de bordo (ou menos – normalmente uma borrifada basta)
1 colher de chá de essência de baunilha
Pitada de canela em pó
Pitada de noz-moscada ralada
Pitada de cravo-da-índia
Glacê de "cream cheese" vegano (página 196)

1. Deixe a uva-passa de molho em água mineral até ficar inchada, então lave e pique fino. Coloque numa tigela grande e acrescente a cenoura, as nozes, o coco, o tahine, o xarope de bordo, a baunilha, a canela, a noz-moscada e o cravo-da-índia. Misture bem e pressione a mistura firmemente numa panela redonda pequena ou forma de torta de vidro.
2. Deixe descansar por pelo menos uma hora. Desenforme, cubra com o glacê de "cream cheese" vegano e sirva.

Glacê de "cream cheese" vegano

MOIRA NORDHOLT I THE FEEL GOOD GURU [GURU DO BEM-ESTAR]

ESSA COBERTURA RICA e cremosa é perfeita não apenas para bolo de cenoura. Mesmo pessoas acostumadas com açúcar e manteiga irão adorar.

RENDE O SUFICIENTE PARA UM BOLO

1 xícara de castanha de caju
Suco de um limão
⅛ a ¼ xícara de xarope de bordo
1 colher de chá de essência de baunilha pura

Bata a castanha de caju, o suco de limão, o xarope de bordo, a baunilha e um pouco de água no liquidificador em alta velocidade até obter uma consistência homogênea cremosa e grossa, e então espalhe ou despeje sobre o bolo.

DICA▶ Experimente bater primeiro só a castanha com o suco de limão e o xarope de bordo. Se for necessário, acrescente a água aos poucos, até alcançar a consistência desejada. Um liquidificador Vitamix em alta velocidade é capaz de produzir uma textura sedosa e cremosa. Se deixar as castanhas de molho de um dia para o outro e escorrê-las depois, você não vai precisar acrescentar água.

TABELAS DE CONVERSÃO

FRUTAS		
Amora	1 xícara	115 g
Mirtilo	1 xícara	110 g
Cranberry	1 xícara	170 g
Groselha	½ xícara	80 g
Tâmara, descaroçada	1 xícara	160 g
Uva-Passa	1 xícara	160 g
Morango	1 xícara	150 g

VERDURAS E LEGUMES		
Rúcula	1 xícara	70 g
Manjericão	1 xícara	57 g
Buquês de brócolis	1 xícara	85 g
Couve-de-bruxelas	1 ½ libras	680 g
Repolho, picado	1 xícara	60 g
Couve-flor	1 xícara de buquês	85 g
Coentro, picado	½ xícara	10 g
Berinjela	1 média	340 g
Salsinha	1 maço pequeno	60 g
Ervilhas	⅓ xícara	44 g
Cogumelos	6 onças	170 g
Espinafre	1 xícara	70 g
Batata-doce	1 média	340 g

GRÃOS		
Feijão-preto, cozido	½ xícara	130 g
Grão-de-bico, cozido	1 xícara	260 g
Lentilha, seca	1 xícara	200 g
Polenta/fubá	1 xícara	140 g
Tofu, firme	14 onças	395 g
Tofu, macio	12,3 onças	344 g
Feijão-branco, seco	1 xícara	180 g

CEREAIS		
Cevadinha, seca	½ xícara	88 g
Quinoa	1 xícara	185 g
Arroz	1 xícara	200 g
Flocos de aveia	1 xícara	205 g

FARINHAS		
Cacau em pó	½ xícara	25 g
Amido de milho	2 colheres de sopa	17 g
Farinha de linhaça	1 colher de sopa	7 g
Levedura nutricional	1 colher de sopa	5 g
Farinha de aveia	½ xícara	45 g
Farinha de trigo integral	1 xícara	140 g

CASTANHAS E SEMENTES		
Amêndoa	½ xícara	65 g
Castanha de caju, inteira	½ xícara	75 g
Sementes de cânhamo	2 colheres de sopa	15 g
Amendoim	½ xícara	75 g
Noz-pecã, cortada ao meio	½ xícara	50 g
Pinholes	¼ xícara	30 g
Pistache, descascado	½ xícara	70 g
Sementes de gergelim	½ xícara	35 g
Sementes de girassol	½ xícara	70 g
Nozes, cortadas ao meio	½ xícara	50 g

ADOÇANTES E FLAVORIZANTES		
Xarope de bordo	¼ xícara	70 g
Pasta de missô	1 colher de sopa	18 g
Melaço	1 colher de chá	5 g

SOBRE OS QUE CONTRIBUÍRAM COM RECEITAS

CHEF AJ é autora do livro de culinária *Unprocessed*, além de professora de culinária e chef confeiteira no restaurante *Santé La Brea* em Los Angeles. Adota uma dieta exclusivamente vegetal há mais de 33 anos.

YOANNAH BROWN é um dos nomes responsáveis pelo delicioso cardápio do restaurante *Soul Vegetarian East*, em Chicago, uma das pedidas preferidas da dra. Terry Mason. Ela segue um estilo de vida vegano.

KAREN CAMPBELL foi essencial ao inspirar o marido, o dr. Colin Campbell, a escrever *The China Study* e colaborar no filme *Garfos em vez de facas*. Ela elaborou centenas de refeições nutritivas vegetais para os Campbell.

KRIS CARR é autora do *best-seller Crazy Sexy Diet* do *New York Times* e fundadora do site crazysexylife.com. E, na qualidade de palestrante motivacional e *coach* de bem-estar, ela escreveu e dirigiu o documentário *Crazy Sexy Cancer*.

LEANNE CAMPBELL DISLA, PHD, é autora do livro de culinária *Whole Plants Cookbook* (www.wholeplantscookbook.com). Filha do dr. Colin Campbell, ela adota uma dieta à base de plantas, assim como seus filhos Steven e Nelson.

MICAELA COOK é diretora da Fundação T. Colin Campbell e é formada em nutrição pela *John Hopkins School of Public Health*. Ela gosta de jardinagem, de culinária vegetal e de passar momentos fora de casa com seu animado cão Chester.

ANN CRILE ESSELSTYN segue uma dieta exclusivamente vegetal há mais de vinte anos, criando receitas originais para si e sua família. Ela trabalha com o marido, o dr. Caldwell Esselstyn, no aconselhamento de pacientes na *Cleveland Clinic* e é autora das receitas do livro *Prevent and Reverse Heart Disease*.

LEWIS FREEDMAN, dietista/nutricionista diplomado, é instrutor do programa para qualificação online em Nutrição Vegetal do dr. Colin Campbell, oferecido pela eCornell. É também professor de ioga e de gerência do estresse em Cornell.

PRISCILLA TIMBERLAKE é cozinheira de alimentos integrais e instrutora de bem-estar em Cornell. Por mais de quinze anos, eles têm ministrado aulas de culinária e promovido em sua casa um jantar semanal exclusivamente vegetal. Atualmente, estão escrevendo um livro de culinária intitulado *Community Dinners Served with Love*. Têm quatro filhos e uma nora.

RORY FREEDMAN é coautora da série *best-seller* nacional de livros de dieta *Skinny Bitch*. Ex-agente de modelos da Ford Models, dedica-se a inspirar as pessoas a optarem por comidas saudáveis – e a apreciá-las!

KATHY FRESTON é autora do *best-seller Quantum Wellness and Veganist*. Ela propõe uma abordagem corpóreo-mental-espiritual à saúde e à felicidade. Apresentou-se na televisão nos programas *Oprah*, *Ellen*, *The Dr. Oz Show*, *Good Morning America* e *Extra*, e é colaboradora regular do jornal virtual *The Huffington Post*.

DR. ALAN GOLDHAMER é formado pelo Western States Chiropractic College em Portland, no Oregon e médico quiroprático autorizado. É diretor do *TrueNorth Health Center*, autor de *The Health Promoting Cookbook* e coautor de *The Pleasure Trap*.

JULIEANNA HEVER, médica e dietista, é conhecida como a dietista da alimentação vegetal. É diretora executiva da EarthSave, International, autora dos livros – ainda a serem lançados – *Complete Idiot's Guide to Plant-Based Nutrition* [Guia do completo idiota para a nutrição vegetal] e *Complete Idiot's Guide to Gluten-Free Vegan Cooking* [Guia do completo idiota para uma culinária vegana e sem glútem], é colunista do *VegNews* e coprodutora e estrela do documentário "info-recreativo" *To Your Health* [Para a sua saúde]. Pode ser contatada pelo site www.toyourhealthnutrition.com.

MARY McDOUGALL, enfermeira e educadora, é coautora de nove *best-sellers* nos Estados Unidos com o marido, o dr. John McDougall, inclusive *The McDougall Program*. Supervisiona a parte do jantar nos Programas McDougall em regime de internato, e faz palestras por todo o país sobre formas práticas de preparar comida saudável para toda a família.

ISA CHANDRA MOSKOWITZ é chef vegana premiada e autora de diversos *best-sellers* de culinária, inclusive o *Appetite for Reduction* e *Veganomicon*. Nascida no Brooklyn, iniciou sua grande viagem pela culinária vegana há mais de vinte anos. É possível encontrá-la cozinhando e escrevendo no *The Post Punk Kitchen* (theppk.com).

CHRISTY MORGAN é “moça verde”, nutricionista holística, professora de culinária e chef macrobiótica vegana em Dallas, no Texas. Mais conhecida como “The Blissful Chef” (A chef feliz), ela mostra como preparar alimentos para sentir-se radiante por dentro e por fora. Veja seu primeiro livro de culinária, *Blissful Bites* [Pedaços felizes], e busque mais receitas no site www.theblissfulchef.com.

ELISE MURPHY trabalha como diretora de criação na Fundação T. Colin Campbell. Mora em Ithaca, estado de Nova York, com o marido Jack e a filha Sasha. Todos adotam uma dieta exclusivamente vegetal.

MOIRA NORDHOLT é autora da série de e-books *Feel Good Fast* [Sinta-se bem rápido], que orienta os leitores numa limpeza vegetal que os ajuda a perder peso, a recuperar o contato com alimentos de verdade e a sentirem-se muito bem. Ela compartilha suas receitas no site www.feelgoodguru.com.

CHEF TAL RONNEN é autor do livro *The Conscious Cook* [O cozinheiro consciente]. Formado pelo *Natural Gourmet Institute*, o chef Tal Ronnen trabalhou em muitos dos maiores restaurantes veganos e preparou refeições para a limpeza vegana de 21 dias de Oprah Winfrey. Ele realiza seminários vegetarianos avançados nos campus *Le Cordon Bleu College* por todo o país.

CHEF DEL SROUFE, da *Wellness Forum Foods*, é conhecido por criar pratos não apenas exclusivamente vegetais, mas também com baixo teor de gordura e sem óleo. Seu repertório é diversificado, garantindo que os jantares vegetais nunca se tornem maçantes!

ANASTASIA ST. JOHN, residente em Ithaca, NY, tem experiência de mais de dez anos no preparo de comidas veganas. Gosta de criar cardápios deliciosos e saudáveis, para deleite de sua família e seus amigos.

JO STEPANIAK, mestre em educação, autora de *The Ultimate Uncheese Cookbook* [O definitivo livro de receitas sem queijo] e autora ou coautora de mais 15 livros, elaborou as receitas para o livro *Breaking the Food Seduction*, do dr. Neal Barnard. A coluna premiada *Ask Jo*! aparece em seu site, *Grassroots Veganism* (www.vegsource.com).

DARSHANA THACKER ensina a preparar alimentos da cozinha ayurvédica tradicional em *Vapika Spirit*, em Los Angeles (www.vapikaspirit.com). Suas aulas, ambientadas numa cozinha aconchegante, ilustram a preparação simples de refeições balanceadas, planejadas de acordo com a estação.

BRIAN WENDEL saiu em campo para levar a mensagem da alimentação exclusivamente vegetal e da saúde para um público bem mais amplo, elaborando um documentário. Ele recrutou uma equipe de produção premiada e levou quase dois anos criando *Garfos em vez de facas*, seu primeiro filme de longa metragem.

AGRADECIMENTOS PELAS AUTORIZAÇÕES

Meus sinceros agradecimentos pelas autorizações para incluir (e em alguns casos republicar) as seguintes receitas:

- A receita da página 71 (ao alto), reproduzida com autorização de Joey Aucoin.
- As receitas das páginas 64, 78, 94, 152, 174 (ao alto), 183 e 186 extraídas de *Breaking the Food Seduction*, do dr. Neal D. Barnard, com receitas de Jo Stepaniak, têm copyright © 2003 da autora e foram reproduzidas com autorização de St. Martin's Press, LLC.
- A receita da página 67 (embaixo), reproduzida com autorização de Gene Baur.
- A receita da página 160, reproduzida com autorização de Yoannah Brown.
- As receitas das páginas 63, 108 (ao alto), 143, 156-57, 186 e 194 são reproduzidas com autorização de Karen Campbell.
- A receita da página 167, reproduzida com autorização de Karen Campbell e LeAnne Campbell Disla.
- A receita da página 107, extraída de *Crazy Sexy Diet*, de Kris Carr, copyright © 2011 de Kris Carr e publicada de acordo com a autora e *skirt!*, uma divisão da Globe Pequot Press, Guilford, CT, 06437.
- As receitas das páginas 155 e 176, reproduzidas com autorização de Micaela Cook.
- As receitas das páginas 80, 119 (ao alto), 177 e 193, extraídas de *Whole Plants Cookbook*, de LeAnne Campbell Disla, PhD, e reproduzidas com permissão da autora.
- As receitas das páginas 90, 125, 147, 153, 166, 172, 182 e 184, reproduzidas com autorização de Ann Esselstyn e Caldwell Esselstyn.
- As receitas das páginas 105, 108 (embaixo), 118 (ao alto), 121, 161-62 e 179, extraídas de *Prevent and Reverse Heart Disease*, do dr. Caldwell B. Esselstyn Jr., (Nova York, NY: Avery Books, 2007), reproduzidas com autorização da editora.
- As receitas das páginas 65, 119 (embaixo), 126-27, 131 (embaixo), 168, e 192 extraídas do livro *The Engine 2 Diet*, de Rip Esselstyn (Nova York, NY: Grand Central Books, 2009) e reproduzidas com autorização da editora.

- A receita da página 137, extraída do livro *Skinny Bitch in the Kitch*, de Roty Freedman e Kim Barnouin (Filadélfia, PA: Running Press, 2007), reproduzida com autorização da editora.
- As receitas das páginas 92 e 180, reproduzidas com autorização de Lewis Freedman e Priscilla Timberlake.
- A receita da página 91 (embaixo), extraída do livro *Quantum Wellness*, de Kathy Freston (Nova York, NY: Weinstein Books, 2008), reproduzida com autorização da editora.
- As receitas das páginas, 76, 85, 109 (ao alto), 150, 171 e 185, extraídas de *The Health Promoting Cookbook*, de Alan Goldhamer, DC, (Summertown, TN: Book Publishing Company, 1997), reproduzidas com autorização da editora.
- As receitas das páginas 66 e 132, reproduzidas com autorização de Julieanna Hever.
- As receitas das páginas 68-69, 88, 95, 102-3, 109 (embaixo), 149, 164-65, 174 (embaixo) e 187, extraídas de *Unprocessed*, do Chef Aj com Glen Mercer, reproduzidas com autorização do autor.
- As receitas das páginas 71 (embaixo), 74, 83, 100, 104, 106, 110, 117 (ao alto), 118 (embaixo), 120 (embaixo), 123-24, 130-31 (ao alto), 142, 151, 169, 181 e 190, extraídas de "McDougall Newsletter", do dr. John McDougall, e Mary McDougall (Dr. McDougall's Health and Medical Center, www.drmcdougall.com/recipeindex.html), reproduzidas com autorização dos autores.
- As receitas das páginas 89 e 146, reproduzidas com autorização de Christy Morgan.
- As receitas das páginas 112-14 e 158, extraídas de *Appetite for Reduction*, de Isa Chandra Moskowitz (Cambridge, MA: Da Capo, 2011), reproduzidas com autorização da editora.
- As receitas das páginas 82 e 140, reproduzidas com autorização de Elise Murphy.
- As receitas das páginas 79, 96, 111, 117 (embaixo), 138-39, 141, 173, 189 e 195-96, reproduzidas com autorização de Moira Nordholt.
- A receita da página 170, reproduzida com autorização da San'Dera Prude.
- As receitas das páginas 75, 91 (ao alto), 101 e 135-36, extraídas de *Keep It Simple, Keep It Whole*, da dra. Alona Pulde e do dr. and Matthew Lederman (Los Angeles, CA: Exsalus Health & Wellness Center, 2009), reproduzidas com autorização dos autores.
- As receitas das páginas 77, 97, 115, 133-34, 159 e 191, reproduzidas com autorização do Chef Del Sroufe.
- As receitas das páginas 81, 93, 116, 148 e 163, reproduzidas com autorização de Anastasia St. John.
- As receitas das páginas 98-99, 144-45 e 175, reproduzidas com autorização de Darshana Thacker.
- As receitas das páginas 67 (ao alto) e 122, reproduzida com autorização de Brian Wendel.
- A receita da página 154, reproduzida com autorização de Anthony Yen..

AGRADECIMENTOS

BRIAN WENDEL, produtor executivo de *Garfos em vez de facas*

Assim como o documentário, o manual *Garfos em vez de facas* foi um esforço de colaboração de muitas pessoas dedicadas. Gostaria de reconhecer o trabalho de Gene Stone, nosso editor, assim como o de nossos colaboradores, Pam Popper, Micaela Cook, Elise Murphy e Meghan Murphy. Sem seu tempo, dedicação e competência, este livro simplesmente não teria sido possível.

Sou grato a Matthew Lore, o editor, por levar este projeto adiante e por dedicar tempo e recursos na produção de um livro que é definitivo. Agradecimentos também a Karen Giangreco, Jack Palmer e Robby Barbaro por supervisionarem os detalhes importantes. E, é claro, meu muito obrigado a cada um daqueles que contribuíram com uma receita. Muitas dessas pessoas são amigos e líderes no movimento do estilo de vida saudável dos alimentos vegetais — um movimento que está melhorando a vida das pessoas e tornando nosso planeta Terra um lugar melhor.

GENE STONE, editor

Inúmeras pessoas contribuíram para este livro. Gostaria de agradecer a todos os envolvidos no documentário no qual se baseia o livro, *Garfos em vez de facas*, especialmente Brian Wendel, produtor executivo do filme, que dedicou muito do seu tempo para que esse projeto se realizasse. Também agradeço a todos os rostos do documentário — Neal Barnard, Gene Baur, Colin Campbell, Es Esselstyn, Rip Esselstyn, Matt Lederman, Doug Lisle, Terry Mason, John McDougall, Pam Popper e

Alona Pulde — por dedicarem parte do tempo de suas vidas atarefadas para falar comigo. Obrigado também por todos os que contribuíram com uma receita ou com dez!

Tivemos muita sorte em encontrar um editor talentoso e desejoso de assumir este livro com base numa conversa rápida e que prometeu publicá-lo imediatamente depois: obrigado a Matthew Lore e a todos os demais na The Experimente, a Pauline Neuwirth e seus colegas na Neuwirth and Associates e a Amy Chamberlain pela revisão apurada.

Agradecimentos especiais à notável Micaela Cook, na T. Colin Campbell Foundation.

Por fim, gostaria de agradecer a Miranda Spencer pelo maravilhoso trabalho de editoração, a Nick Bromley pela magnífica pesquisa e a Mark Langley e seus sensatos *insights*, excelente redação e apoio contínuo, sem os quais este livro não poderia ter sido escrito.

ÍNDICE

Números de página em **negrito** *indicam uma dica para a receita.*

H

I

J

K

L

M

SOBRE O EDITOR

O editor GENE STONE é autor do *best-seller* internacional *The Secrets of People Who Never Get Sick* [Os segredos das pessoas que nunca ficam doentes] e coautor, com Rip Esselstyn, de *The Engine 2 Diet*. Stone, que assinou ou escreveu para terceiros mais de trinta livros e numerosos artigos para revistas, mora em Nova York e é adepto de uma dieta exclusivamente vegetal.

SOBRE GARFOS EM VEZ DE FACAS

O filme de longa metragem *Garfos em vez de facas* analisa a grave questão de que a maioria das doenças degenerativas que nos afligem podem ser controladas ou mesmo revertidas se os alimentos de origem animal e os processados forem eliminados. O filme rastreia a trajetória pessoal do dr. T. Colin Campbell e do dr. Caldwell B. Esselstyn à medida que eles revelam mais e mais evidências dos benefícios de uma dieta exclusivamente vegetal e dos alimentos integrais; e apresenta vários outros especialistas cujas constatações corroboram as daqueles, incluindo o dr. Neal Barnard, o dr. John McDougall e o dr. Doug Lisle. *Garfos em vez de facas* revela ainda a história que resultou na "dieta ocidental" moderna — com elevado consumo de carne, de laticínios e de alimentos processados — e apresenta os desafios e sucessos de vários pacientes portadores de doenças crônicas que se beneficiaram com a mudança para uma dieta exclusivamente vegetal.

Garfos em vez de facas atraiu a atenção e o apoio do dr. Mehmet Oz, de Oprah Winfrey, de Alicia Silverstone e de John Mackey, executivo principal da Whole Foods. Roger Ebert conclui: "O ponto principal: estou convencido de que esta mensagem é verdadeira. Uma dieta de alimentos integrais exclusivamente vegetais é saudável... Os fatos o comprovam".

Garfos em vez de facas foi criado pelo produtor executivo Brian Wendel, escrito e dirigido por Lee Fulkerson, produzido por John Corry e coproduzido por Allison Boon. A filmagem durou dois anos, com locações por todos os Estados Unidos, Canadá e China. *Garfos em vez de facas* estreou nos Estados Unidos e no Canadá em maio de 2011.

Este livro foi composto em
Whitman para a Leya e
impresso em abril de 2013